TECHNIQUE

DE

L'EXPLORATION CLINIQUE

DU TUBE DIGESTIF

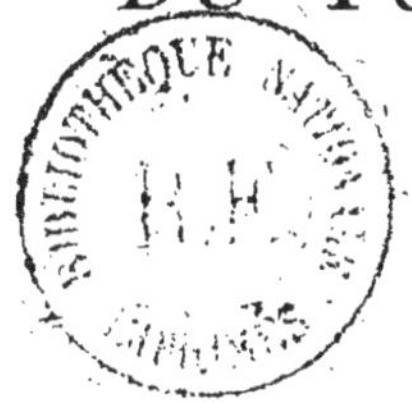

PAR LE

Dr Georges GUÉNAUX

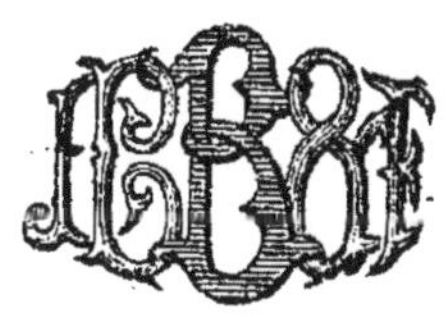

PARIS
LIBRAIRIE J.-B. BAILLIÈRE ET FILS
19, RUE HAUTEFEUILLE, 19

—

1913

Don de l'Auteur
Dr G. [illegible]

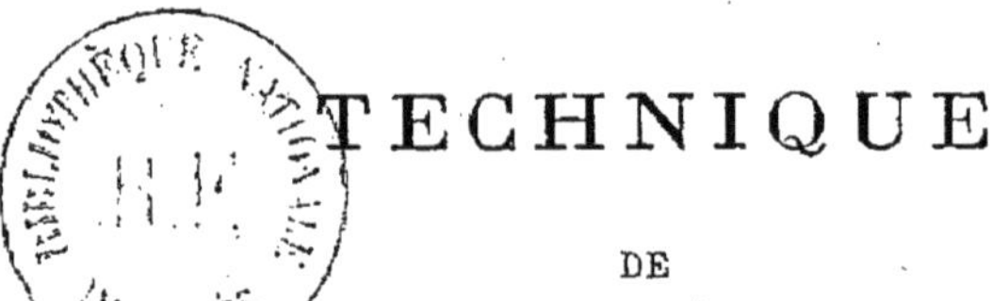

TECHNIQUE
DE
L'EXPLORATION CLINIQUE
DU TUBE DIGESTIF

TECHNIQUE

DE

L'EXPLORATION CLINIQUE

DU TUBE DIGESTIF

PAR LE

Dr Georges GUÉNAUX

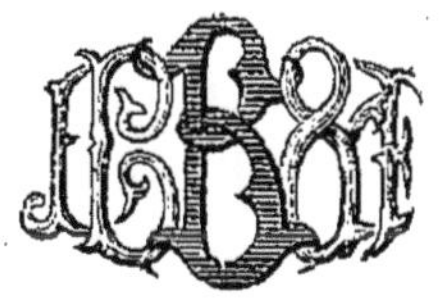

PARIS
LIBRAIRIE J.-B. BAILLIÈRE ET FILS
19, RUE HAUTEFEUILLE, 19

1913

INTRODUCTION

Les différents procédés d'exploration externe du tube digestif qui font l'objet de cette étude constituent à l'heure actuelle, grâce à des travaux relativement récents, une méthode d'examen clinique encore peu connue, mais dont l'importance est considérable.

Les classiques comptaient l'exploration abdominale au nombre des moyens d'investigation clinique. Dès 1823, Devergie, dans sa Thèse de Paris, signalait l'importance de l'inspection de l'abdomen, l'intérêt de la palpation pour apprécier la température, la sensibilité, la rénitence, l'élasticité, et l'utilité de la percussion pour différencier le météorisme de l'hydropisie. Piorry (1831) recommandait aussi la palpation et la percussion, pour discerner la nature du contenu abdominal; et, le premier, il attirait l'attention sur les différenciations de sons que la percussion fait constater au niveau de certains segments du tube digestif. Mais les recherches de Piorry sur la percussion abdominale n'entrèrent pas dans la pratique médicale, et la méthode classique d'exploration de l'abdomen se borna à une palpation de la paroi antérieure, pratiquée sans méthode, dans le seul but de rechercher des altérations manifestes.

C'est des travaux de Bouchard sur le clapotage gastrique (1884) que datent les premières tentatives d'exploration systématique de l'estomac dans les maladies dites de la nutrition, dans les dyspepsies, dans les névropathies. Avant lui, on ne palpait l'estomac que si l'on soupçonnait une tumeur cancéreuse. Puis Glénard et Trastour se préoccupèrent, chacun de leur côté, de palper méthodiquement l'intestin. Glénard montra (1885) qu'il ne suffisait pas de palper l'intestin dans l'appendicite, l'invagination, l'étranglement, le volvulus, le cancer, la tuberculose ou la fièvre typhoïde, et qu'il était nécessaire d'explorer systématiquement l'abdomen « dans toute maladie où l'on peut déceler un trouble quelconque des grandes fonctions végétatives : alimentation, excrétions, état des forces, sommeil ». Il démontra que la palpation pouvait fournir des renseignements sur le volume, la forme, la consistance de certains segments du tube digestif. Et il indiqua une technique d'examen qui constituait un grand progrès sur le mode de palpation vague et diffuse jusque-là en usage. Il révéla ainsi l'existence des ptoses viscérales et de la sténose colique. Si l'interprétation qu'il en donna est sujette à discussion, et si l'influence qu'il attribua à la ptose abdominale est trop exclusive, il a rendu le service éminent de montrer l'intérêt d'un examen et d'un palper méthodiques du ventre.

L'exploration abdominale, pour Glénard, n'avait d'autre but que de rechercher l'existence d'une nouvelle entité morbide, l'entéroptose. Sigaud (de Lyon), en collaboration avec Léon Vincent, se préoccupa d'étendre l'exploration externe au diagnostic des troubles purement fonctionnels de l'appareil digestif et de la vitalité de cet appareil ; en appliquant aux études cliniques la doctrine évolutionniste, et en combinant méthodiquement l'emploi de l'inspection, de la palpation et de la percussion, il a constitué un procédé d'examen d'une haute valeur, susceptible de fournir des données objectives nombreuses sur l'état statique et fonctionnel du tube digestif. Il a montré que l'appareil digestif est celui dont les oscillations fonctionnelles sont le plus perceptibles à nos sens et que le moindre trouble survenu dans l'économie a sur lui un retentissement immédiat, aisément appréciable par les signes objectifs que révèle l'exploration externe (1).

Les nombreux examens de malades que nous avons effectués suivant cette méthode, — avec le concours du Dr Mac-Auliffe, l'un des collaborateurs immédiats de Sigaud, — nous ont convaincu chaque jour

(1) Sigaud. Traité clinique de la digestion et du régime alimentaire ; tomes I et II. Paris, 1900 et 1908.

davantage de l'importance primordiale de l'examen objectif du ventre. Trop souvent, dans l'étude des affections digestives, le médecin se sert comme guide exclusif des symptômes subjectifs, dont les aspects si variés sont cependant plus propres à dérouter qu'à diriger l'observateur. Ni l'examen de la sécrétion, ni l'étude de l'évacuation — malgré les renseignements utiles qu'ils fournissent — ne peuvent avoir une influence prépondérante pour le diagnostic; pratiquement, en effet, les phénomènes mécaniques l'emportent sur les phénomènes chimiques et tiennent ceux-ci sous leur dépendance. Seul, l'examen clinique, en révélant des signes physiques, permet de réduire les phénomènes subjectifs à leur juste valeur, d'éclairer le diagnostic et de porter une appréciation exacte sur le degré de vitalité du tube digestif.

Nous avons limité ce travail aux procédés cliniques habituels, laissant de côté l'étude de l'œsophagoscopie, de la gastroscopie et de la rectoscopie; mais nous avons tenu à comparer les constatations faites par les seules ressources de l'exploration externe aux renseignements précieux fournis par la radioscopie, que le clinicien a si fréquemment intérêt à consulter. De multiples examens radioscopiques effectués dans divers services, — notamment dans celui de M. le professeur Chauffard, avec le Dr Ronneaux, chef du laboratoire de radiologie, —

nous ont mis à même de préciser les indications de cette méthode d'observation.

Sans entrer dans le détail du plan que nous avons suivi, nous dirons que nous nous sommes proposé essentiellement : d'exposer la technique des différents procédés d'exploration externe du tube digestif ; — de mettre en valeur les signes objectifs fournis par ces divers procédés ; — de faire l'examen critique de ces procédés et de préciser leurs indications.

Nous espérons que ce travail contribuera à montrer que l'exploration objective de l'abdomen, faite à l'aide de nos sens, peut et doit être conduite avec autant de rigueur que l'examen des organes thoraciques : cœur et poumons.

TECHNIQUE
DE
L'EXPLORATION CLINIQUE
DU TUBE DIGESTIF

INTERROGATOIRE ET EXAMEN GÉNÉRAL DU MALADE

L'interrogatoire du malade doit comprendre deux parties distinctes : le médecin analyse d'abord les troubles digestifs actuels, puis il étudie l'évolution du malade depuis sa naissance.

TROUBLES ACTUELS

Lorsque le médecin dispose d'un temps suffisant, il invite le malade à faire le récit de son affection ; il l'écoute avec patience et attention, tout en examinant son facies et son habitus. Mais le malade le mieux intentionné néglige, dans son récit, des renseignements intéressants, ou bien il donne en telle abondance des détails secondaires ou insignifiants qu'il permet très difficilement au médecin de mettre en relief les symptômes importants pour le diagnostic et l'oblige souvent ensuite à reprendre tout l'interrogatoire. Aussi, et pour ne pas perdre de temps, le médecin a-t-il la plupart du temps intérêt à conduire l'interrogatoire et à guider le malade par des questions précises ; il doit le faire de façon très méthodique.

Il commence par fixer le genre de vie habituel, la profession et l'âge du malade, puis il procède à l'*examen des fonctions digestives*. Il demande au malade depuis quand il souffre de l'estomac ou de l'intestin, lui fait retracer l'évolution de son affection et se fait ensuite décrire minutieusement les troubles actuels. La meilleure méthode à suivre pour être exactement renseigné sur ceux-ci consiste à faire dire au malade comment se passe sa journée.

Le Cycle des vingt-quatre heures. — Le *sommeil* est-il calme ou entrecoupé de cauchemars? Est-il lourd ou interrompu par un réveil dans la seconde, partie de la nuit? Est-il meilleur dans la première ou la seconde moitié de la nuit?

Quel est l'état du malade au *réveil?* Est-il fatigué,

abattu, courbaturé ? A-t-il des douleurs musculaires, des vertiges, de la céphalée ? Souffre-t-il de l'estomac ou de l'intestin? A-t-il des vomissements et de quelle nature sont ceux-ci; des coliques, des selles? A-t-il de l'appétit? Quelle est la composition du petit déjeuner; est-il bien digéré?

Le déjeuner de midi est-il pris avec plaisir? Quelle en est la composition habituelle? Le malade mange-t-il de tout? A-t-il du dégoût pour certains aliments? Mange-t-il vite ou lentement? Qu'éprouve-t-il dès que les aliments sont dans l'estomac? Quels troubles ressent-il après le repas? Les troubles digestifs sont-ils précoces ou tardifs par rapport au repas?

Comment est composé le repas du soir? Quelles sensations lui succèdent? Sont-elles comparables à celles qui ont suivi le repas de midi? Le malade sort-il, travaille-t-il ou se couche-t-il après le dîner?

En suivant ainsi le malade heure par heure, le médecin se rend compte également s'il manque d'air ou d'exercice et s'il se surmène physiquement ou intellectuellement. Il apprend à connaître le mode d'alimentation, et il évalue approximativement la quantité d'aliments et de boissons absorbée chaque jour.

Au cours de cet interrogatoire, le médecin analyse minutieusement chacun des symptômes subjectifs et objectifs signalés par le malade. Les *troubles de l'appétit* sont fréquents chez les malades du tube digestif; l'exagération de la faim peut être en rapport avec l'hyperchlorhydrie, mais on la rencontre aussi chez des neurasthéniques ou des hystériques. Le manque d'appétit est plus fréquent et l'on trouve l'anorexie dans la plupart des affections gastro-intestinales; les malades ne ressentent plus le besoin de manger : ils n'éprouvent ni la faim, c'est-à-dire cette sensation générale désagréable provoquée par le jeûne ou le travail physique, ni l'appétit, c'est-à-dire cette sensation agréable qui fait apprécier le plaisir de la table, et ils mangent par habitude, en se contraignant plus ou moins. L'anorexie a pour conséquence d'entraver la sécrétion du suc gastrique et de rendre celui-ci moins actif, comme l'ont montré les recherches de Pawlow; il est donc important de chercher à faire renaître l'appétit chez le simple dyspeptique. L'anorexie peut être due à une dépression causée par des chagrins ou des soucis et, chez les névropathes, elle peut prendre des formes singulières; elle est alors justiciable d'un traitement psychique.

Parmi les symptômes subjectifs éprouvés par les névropathes, il faut relever celui dit de la *boule hystérique*, dû à des contractions œsophagiennes anormales.

Les malades du tube digestif ressentent des phénomènes presque toujours identiques : ballonnement et pesanteur à l'estomac, brûlures, crampes, tiraillements, aigreurs, pyrosis, éructations, borborygmes, vomissements. Les uns ressentent, dès l'ingestion des aliments, une sensation de plénitude à l'estomac, qui va de pair avec un ballonnement dû à la distension des parois de cet organe, au contact des aliments. La distension de l'intestin peut accompagner celle de l'estomac. Ce ballonnement s'accompagne souvent d'émissions de gaz par la bouche et par l'anus. Les crampes d'estomac sont également fréquentes ; cette sensation de torsion ou de constriction dans la région épigastrique est provoquée par des contractions énergiques de la tunique musculaire de l'estomac; cette contracture douloureuse est provoquée par la sténose ou le spasme du pylore. Au lieu de crampes d'estomac, d'autres malades se plaignent de brûlures, de plaie à vif, de douleur transfixive, de pyrosis, etc. Ces sensations douloureuses variées peuvent être en rapport avec une lésion gastrique, mais souvent elles sont purement subjectives et, dans tous les cas, leur intensité est intimement liée à l'état névropathique du malade ; la douleur, qui a servi de critérium entre les dyspepsies et les gastralgies, a pour principale raison d'être, la plupart du temps, l'état d'excitabilité héréditaire ou acquise du système nerveux : la neurasthénie, l'hystérie, les chagrins, le surmenage favorisent l'apparition de la douleur sous forme de crises ou d'accès, dont la modalité est très variable avec les sujets. Aussi ne faut-il pas attacher une trop grande importance à la description des douleurs et à leurs relations avec les repas. — Le mérycisme ou rumination peut n'être qu'un tic ou bien être en rapport avec des troubles dyspeptiques. Les éructations (aérophagie), les borborygmes, les renvois de gaz par l'anus, si fréquents dans les troubles gastro-intestinaux, s'observent surtout chez les névropathes.

Les vomissements méritent une étude particulière. Il en existe un grand nombre de variétés : aqueux, muqueux, bilieux, alimentaires, sanguins ; le moment où ils se produisent peut servir d'indication : les vomissements nerveux se produisent très peu de temps après l'ingestion des aliments, quelquefois aussitôt dès leur arrivée dans l'estomac. Si le malade déclare avoir vomi du sang, son récit doit faire la preuve de l'hématémèse : les antécédents héréditaires, la description de l'hémorragie, l'aspect des selles (méléna), indiqueront au médecin qu'il s'agit bien d'une hématémèse, et non d'une hémoptysie ; chez les nerveuses, il convient de n'accepter l'hématémèse qu'après un contrôle absolu (tromperies des hystériques); il faut songer aussi à l'hémosialorrhée.

L'état des fonctions intestinales demande à être précisé. La défécation se fait-elle régulièrement? S'accompagne-t-elle de coliques, en rapport ou non avec les repas? Quelle est l'abondance, la nature, la consistance, le nombre des selles? Sont-elles dures, moulées ou molles? Le malade est-il constipé ou diarrhéique? S'agit-il de constipation simple, de constipation avec rejet de membranes, ou avec débâcles? La diarrhée est-elle chronique ou avec poussées aiguës? Le malade a-t-il des hémorroïdes?

L'interrogatoire ne va pas toujours sans difficultés, soit que le malade apporte des réticences, soit que ses réponses contiennent des obscurités et des contradictions. Il ne faut du reste pas trop s'attacher à la description détaillée de tous les symptômes ressentis, car on les retrouve dans la plupart des affections gastro-intestinales, même celles qui sont d'origine psychique. L'interrogatoire le plus minutieux arrive rarement à fixer un diagnostic; cependant il suffit d'ordinaire à mettre sur la voie quand on a affaire, cas très fréquent, à des dyspeptiques par troubles psychiques; le grand nombre des dyspepsies gastro-intestinales d'origine nerveuse doit engager le médecin à observer son malade au point de vue psychologique : pendant qu'il le laisse librement parler de ses troubles digestifs, il examine le facies, la mimique, la vivacité des gestes de son interlocuteur; si le malade appartient à la catégorie des névropathes et psychopathes, il décrit longuement, complaisamment tous ses maux et donne des détails variés, souvent précisés par des notes manuscrites. Cette observation, toute psychologique, qui permet au médecin bon observateur de découvrir de nombreux stigmates psychiques, montre déjà s'il s'agit d'un psychopathe; mais avant de ranger le malade dans cette catégorie, il convient de rechercher soigneusement s'il est indemne de toute lésion anatomique,à cause de la coexistence possible de troubles fonctionnels et organiques; la distinction est parfois difficile, toute une catégorie de névropathes offrant l'analogie la plus complète avec des malades porteurs d'une lésion anatomique; loin de voir partout du nervosisme, le médecin doit chercher d'abord la lésion et n'admettre l'élément psychique qu'en dernier lieu.

COMMÉMORATIFS

Les commémoratifs ne sont pas moins utiles que les signes actuels. La recherche de ceux-ci consiste, nous venons de le voir, dans l'énumération aussi complète que possible de tous les symptômes subjectifs présents; le médecin cherche ainsi à s'orienter vers le diagnostic d'une entité morbide, diagnostic qu'il précisera par l'examen externe de l'abdomen. Mais le principal but du thérapeute ne doit pas être d'identifier une entité morbide, tâche ardue en pathologie gastro-intestinale, si l'on en juge par les classifications nombreuses, complexes et plus théoriques que pratiques, proposées par les auteurs.

Ces classifications sont basées tantôt sur les données de l'anatomie pathologique ou de l'anatomie pure, tantôt sur les symptômes primordiaux, tantôt sur le chimisme gastrique. D'autres auteurs se refusent, au contraire, à distinguer parmi les dyspepsies et les gastrites ; ils donnent la prépondérance dans la fonction digestive au système nerveux et attribuent la plupart des troubles gastriques à des désordres psychiques et nerveux ; ils ne reconnaissent qu'une seule affection, sorte de neurasthénie gastrique, justiciable du même traitement psychique. Il faut reconnaître que « les cas de dyspepsies gastro-intestinales d'origine nerveuse constituent certainement les trois quarts des malades qui viennent consulter le médecin pour des troubles digestifs » (Bourget) et que les maladies de l'estomac et de l'intestin, si l'on en excepte l'ulcère et le cancer, sont loin de constituer des entités bien définies; on conçoit la difficulté de classer des maladies dues à des altérations de la fonction physiologique du tube digestif. Au surplus, cette classification est d'importance secondaire. Mais peut-on se contenter, après un simple interrogatoire subjectif, de ranger tous les dyspeptiques gastro-intestinaux sous la dénomination aussi commode que peu explicite de « nerveux? »

Poser la question, c'est y répondre. Pour donner au malade la règle de vie qui lui convient, on ne doit pas plus se contenter de cette vague et banale étiquette que d'un diagnostic précis d'entité morbide ;

il faut encore et surtout savoir pénétrer la façon générale dont l'organisme réagit et démêler la genèse de ses troubles profonds, connaître en un mot le terrain, dont la nature intime s'extériorise imparfaitement et souvent accidentellement dans l'entité morbide apparente. Il faut, pour comprendre et expliquer la maladie, étudier l'organisme où elle a pris naissance et embrasser la vie tout entière du malade. Tout phénomène biologique résulte non seulement de conditions actuelles, il est encore déterminé par des actes anciens, qu'il importe de bien connaître. C'est pourquoi il faut fouiller, analyser le passé du malade et remonter au besoin jusqu'à ses ascendants.

L'observation médicale classique ne néglige pas la recherche des antécédents personnels et héréditaires : cette investigation rétrospective a pour but de relever minutieusement les états morbides échelonnés au cours de l'existence du malade.

Mais la clinique est la science de la vie de l'homme et ne saurait être limitée à la connaissance des seuls épisodes morbides. Il importe moins, a dit Hippocrate, d'accumuler des faits particuliers que de chercher le lien qui les relie. Les maladies sont des incidents qu'aucun lien ne relie les uns aux autres, qu'aucune loi génératrice n'explique, et leur connaissance ne donne aucune vue d'ensemble sur la vie du malade. Pour bien pénétrer un état morbide, en apprécier exactement la forme et les caractères, n'est-il pas nécessaire de connaître l'état physiologique antérieur, auquel il est logiquement subordonné? La vie d'un individu constitue un tout, un bloc, dont les événements successifs sont unis étroitement les uns aux autres; l'analyse d'un épisode morbide isolé est impuissante à fournir les conditions de sa genèse et de son évolution; il n'est possible de le comprendre qu'en le mettant à sa place parmi tous les faits biologiques qui se sont succédé au cours de l'existence du malade et qui s'enchaînent, conditions ou conséquences nécessaires les uns des autres.

Voici, par exemple, dit Léon Vincent, un cas de diarrhée simple épisodique. L'analyse objective fournit des renseignements sur le caractère des selles, sur l'aspect général du malade, sur l'état fonctionnel du tube digestif, et sur les signes physiques qui caractérisent cet état fonctionnel et que les divers procédés d'exploration nous mettent à même de recueillir; c'est là le fait morbide étudié en lui-même dans ses manifestations extérieures et dans ses caractères spécifiques. L'interrogatoire va nous en donner les conditions immédiates : ces conditions, nous les trouverons soit dans un mode d'alimentation défectueux, soit dans un refroidissement local ou général, soit dans un choc nerveux ou musculaire. Mais ce ne sont là encore que des conditions occasionnelles, insuffisantes par elles-mêmes pour faire naître le trouble fonctionnel que nous étudions;

en supposant que nous puissions les reproduire expérimentalement chez l'animal ou qu'elles se manifestent naturellement chez un autre individu, nous ne pourrions le plus souvent que constater leur inefficacité.

La véritable observation clinique exige donc une enquête rétrospective, laborieuse et difficile, mais dont ne saurait se dispenser le médecin vraiment soucieux d'une bonne interprétation clinique de la maladie actuelle; elle lui permet de dégager l'idée générale qui sert de base à la connaissance du malade. Cette enquête rétrospective ne négligera aucune notion étiologique; elle fouillera non seulement les maladies proprement dites, mais encore les périodes intercalaires de santé normale; elle étudiera l'évolution tout entière du malade en suivant les fluctuations de son organisme depuis la naissance, et du bloc homogène ainsi reconstitué découlera une appréciation plus parfaite de la maladie actuelle.

ÉVOLUTION DU MALADE

Dans son interrogatoire, le médecin ne s'estimera pas satisfait tant qu'il n'aura pas fait porter ses investigations sur tout le passé de son malade.

Enfance et Adolescence. — Bien des maladies de l'adulte ont leur point de départ dans l'enfance : tel enfant, tel adulte. Le médecin s'efforcera donc de saisir l'évolution du tube digestif de l'enfant; et, à cet effet, il insistera sur les points suivants : nourrissage, sevrage, première alimentation, alternatives d'embonpoint ou d'amaigrissement. L'enfant a-t-il été élevé au sein ? combien de temps son nourrissage a-t-il duré ? à quel âge a-t-il été sevré ? à quel âge la première bouillie, le premier œuf, la première viande ? ces trois étapes de l'alimentation ont-elles produit des troubles digestifs ? Le nourrisson a-t-il été maigre ou d'un embonpoint excessif ; a-t-il eu un gros ventre ? Cette partie de l'interrogatoire serait particulièrement incomplète si le médecin omettait de demander si le ventre a changé de volume à une époque quelconque de l'enfance ou de l'adolescence. Les modifications extérieures du ventre sont de tous les âges et non pas seulement, comme on le croit trop généralement, l'apanage exclusif de l'âge mûr.

Puis, on passe en revue les maladies de l'enfance et de l'adolescence : coqueluche, rougeole, scarlatine, bronchite, entérite, appendicite, indigestions, etc.

La croissance sera l'objet d'une attention particulière. S'est-elle faite régulièrement et sans à-coups, ou bien par poussées intermittentes ? A quel âge s'est-elle terminée ? Les anomalies du développement ont en effet un retentissement sur l'appareil digestif ; une croissance précoce, à peu près achevée vers douze ou treize ans, laisse l'organisme épuisé ; une poussée de croissance tardive, vers l'âge de 16 ans, indique ordinairement l'existence antérieure d'une cause défavorable au développement normal : privations, surmenage physique ou intellectuel, alimentation défectueuse. Toute croissance rapide, même accompagnée d'embonpoint, doit être tenue en suspicion, surtout chez la jeune fille, quand elle s'accompagnè d'anémie et de suppression des règles, car elle est souvent le début de troubles digestifs persistants.

Age adulte. — Toutes les modifications d'existence sont susceptibles d'exercer une influence bonne ou mauvaise sur l'évolution de l'appareil digestif. Pour l'homme : le service militaire, le genre de vie, les préoccupations d'avenir, le souci des affaires, les changements de profession et d'habitat, doivent être examinés à ce point de vue. Pour la femme, l'interrogatoire porte essentiellement sur tous les faits relatifs à la vie génitale : âge d'apparition de la menstruation, durée des époques menstruelles, troubles qui les accompagnent; mariage, sa date, son influence sur la santé, modifications qu'il entraîne du côté de l'appareil digestif; action exercée par chaque grossesse et par le nourrissage des enfants sur l'état général et sur l'appareil digestif; affections diverses de l'appareil génital ; leur réaction sur l'appareil digestif; ménopause et troubles qui lui succèdent. L'influence des chagrins intimes doit être également recherchée.

Action des Milieux. — Le médecin doit étudier l'être humain, non comme un organisme isolé dans la nature, mais en le plaçant parmi les différents milieux où il vit et auxquels il est obligé de s'adapter. Au cours de l'inventaire des manifestations biologiques successives subies par le malade, il est essentiel de rechercher de quelle façon celui-ci réagit au contact des divers milieux où se déroule son existence : milieu physique, milieu social et milieu alimentaire.

On ne peut apprécier cette faculté d'adaptation de l'individu et fixer le stade d'évolution auquel il est parvenu que par l'étude de la *forme* et de la *fonction*. Les faits morphologiques mettent admirablement en relief, chez un grand nombre de malades, les phases successives de leur existence ; chez d'autres, les diverses étapes de l'évolution sont au contraire soulignées seulement par des troubles fonctionnels, par des modifications dans la manière de réagir. L'observation clinique vient enfin à l'appui des commémoratifs morphologiques et fonctionnels pour montrer, notamment par l'examen de l'abdomen, les stigmates de déclin de l'organisme, même chez les sujets considérés comme jouissant d'une excellente santé.

Mais, indépendamment des changements de forme plus ou moins stables qui se succèdent au cours d'une même existence et qui se rattachent à ce qu'on peut appeler, avec Sigaud (de Lyon), la *morphologie de fonctionnement*, il est des caractères fixes, imposés par l'hérédité, qui impriment à chaque organisme une certaine différenciation et qu'il importe de mettre en valeur pour parvenir à l'appréciation de la valeur physiologique de l'individu envisagé. C'est cette *morphologie de formation* que nous allons envisager ici.

L'organisme humain, avons-nous dit, ne saurait être séparé du milieu où il vit. Ce milieu ambiant cosmique peut se décomposer en quatre milieux distincts élémentaires : le milieu respiratoire, le milieu alimentaire, le milieu musculaire et le milieu social, qui se répartissent inégalement à la surface du globe. Il est de toute évidence qu'un pays de montagne et un pays de plaine, une grande ville et une campagne, une région fertile et une terre stérile offrent à un même organisme humain des conditions de milieu très différentes en ce qui concerne les réactions respiratoires, digestives, musculaires et cérébrales dont cet organisme est susceptible. L'inégale distribution des milieux cosmiques a pour conséquence un développement inégal des grands appareils organiques qui représentent les surfaces de contact du corps humain avec ces milieux : dans la grande ville, où le milieu social prédomine, le système cérébral sera particulièrement stimulé ; dans la région fertile, où viennent aisément et en abondance tous les produits végétaux et animaux qui assurent la subsistance de l'homme, le système digestif pourra fonctionner largement et prédominera ; la terre ingrate et isolée, dont la culture nécessite un dur labeur sans cesse renouvelé, favorisera le développement du système musculaire ; enfin, le séjour aux altitudes élevées, le changement fréquent de milieu atmosphérique, les longues marches, la course, l'équitation feront épanouir l'appareil pulmonaire. Un même organisme placé dans des milieux différents s'adapte donc en subissant des modifications de forme qui sont la marque de chaque milieu et, si l'action du milieu persiste, la modification acquise se perpétue de génération en génération. Il en résulte que le corps humain présente dans sa forme une asymétrie, ou plus exactement une prédominance d'un des quatre appareils précités, qui entraîne une « supériorité hiérarchique » de cet appareil, soit au point de vue morphologique, soit au point de vue fonctionnel.

C'est à déterminer cette prédominance que le clinicien doit s'attacher, à cause de l'influence prépondérante qu'elle exerce sur l'équilibre général de l'organisme : « tel individu emprunte toute sa force au mouvement musculaire ; tel autre est, pour ainsi dire, absorbé tout entier dans la vie digestive ; un troisième ne trouve les conditions d'un équilibre fonctionnel satisfaisant que dans le travail intellectuel ou les cherche au sein d'émotions artistiques ou mystiques ; un quatrième ne pourra poursuivre sans incident grave les phases successives de son évolution, s'il netrouve dans l'air ambiant toutes les qualités vivifiantes qui lui sont nécessaires (1). »

C'est encore la prédominance qui donne l'explication des localisations morbides. L'appareil prédominant est celui que ses qualités de sensibilité et d'élasticité mettent en tête de tous les autres; lors d'un choc quelconque, c'est cet appareil qui présente les phénomènes réactionnels les plus accusés. On comprend que le médecin, en présence d'un état morbide, doive se préoccuper des conditions dans lesquelles s'opère le fonctionnement de l'appareil prédominant; il ne pourra rétablir réellement l'équilibre vital qu'en fournissant en quantité suffisante à cet appareil les excitations qui lui sont indispensables pour son fonctionnement.

EXAMEN GÉNÉRAL DU MALADE

Les quatre types humains. — La détermination des prédominances morphologiques a conduit Sigaud, créateur de la morphologie clinique, à différencier quatre grands types humains, suivant que l'emporte l'un des quatre grands appareils périphériques de l'organisme.

(1) Sigaud et Vincent: *les Origines de la maladie*, 2e éd. Paris, 1912.

Type musculaire. — La prédominance musculaire

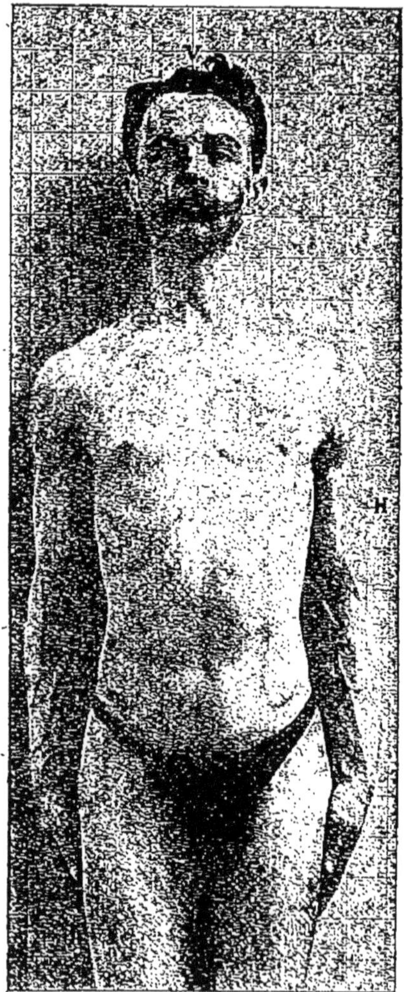

Fig. 1. — Type musculaire.

est caractérisée, au niveau de la face, par une égalité

des étages cérébral, respiratoire et digestif (1). L'ensemble de la face peut s'inscrire dans un rectangle à grand axe vertical et parfois dans un carré; la tête offre un ensemble symétrique. Le tronc est rectangulaire, sa face dorsale est plane; deux plans horizontaux, passant l'un par l'apophyse xyphoïde, l'autre par l'ombilic, le divisent en trois parties à peu près égales; thorax et abdomen sont d'égales dimensions; l'angle de Charpy (angle xyphoïdien formé par la rencontre du sternum et des côtes) est d'environ 80°; les fausses côtes sont séparées des crêtes iliaques par une distance de 3 à 4 travers de doigt. Les membres sont remarquables par leur grand développement en longueur, leur relief accusé et leurs fines attaches. Le musculaire a souvent un système pileux très développé. Ce type morphologique ne se différencie nettement, en général, qu'à l'époque de la puberté. Il est le plus répandu et forme, à l'état pur ou combiné aux autres types, 47 p. 100 de la population française.

Type respiratoire. — La face du type respiratoire est caractérisée par le grand développement de l'étage respiratoire : cet étage, très developpé verticalement et surtout transversalement, l'emporte sur les deux

(1) En faisant passer deux plans horizontaux, l'un par la racine du nez, l'autre par sa base, on divise schématiquement la tête en trois étages : l'étage supérieur ou cérébral, le moyen ou respiratoire, l'inférieur ou digestif.

autres étages, et la partie la plus large de la face est très nettement celle qui réunit les deux pommettes;

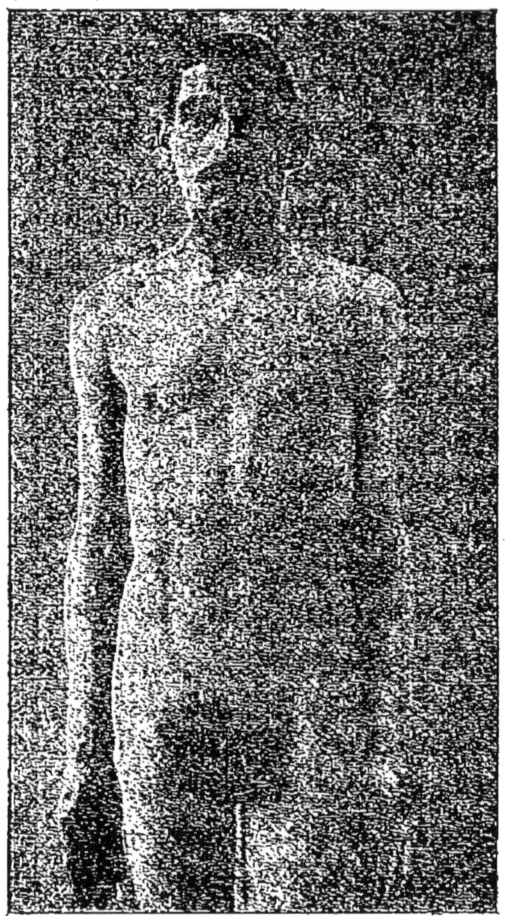

Fig. 2. — Type respiratoire.

cette prédominance de l'étage moyen jointe à la dépression des fosses temporales donne à l'ensemble de la face un aspect losangique (variété en losange de Bertillon). Le nez est développé en longueur, en largeur, ou dans les deux sens à la fois; les sinus frontaux forment une saillie très marquée chez l'homme; l'angle externe des paupières est relevé. Le profil de la face est en pignon ou semi-lunaire. Le cou est long et, de profil, montre la saillie notable du cartilage thyroïde.

Le tronc n'est pas très grand et ne présente pas de saillies musculaires importantes; la cage thoracique est longue et occupe la plus grande partie du tronc, alors que la région abdominale est de petites dimensions; l'appendice xyphoïde descend très bas; l'angle xyphoïdien (angle de Charpy) est aigu; dans la station verticale, les fausses côtes viennent effleurer les crêtes iliaques. — Ce type se différencie de bonne heure, dès l'enfance. Le type respiratoire, que Richet a le premier décrit, se rencontre en France dans les régions montagneuses : Pyrénées, Béarn, Pays Basques, Alpes, Auvergne. Il constitue 25 à 30 p. 100 de la population française.

Type digestif. — La face est remarquable par la prédominance de l'étage digestif, ce qui lui donne dans son ensemble la forme d'un tronc de cône à base inférieure (face en pyramide de Bertillon). Le tronc est plus caractéristique encore : il est long, à peu près régulièrement cylindrique, sans fortes saillies musculaires; le thorax est large mais court; l'angle de

Charpy dépasse presque toujours 90° ; le rebord des fausses côtes reste toujours éloigné au moins de

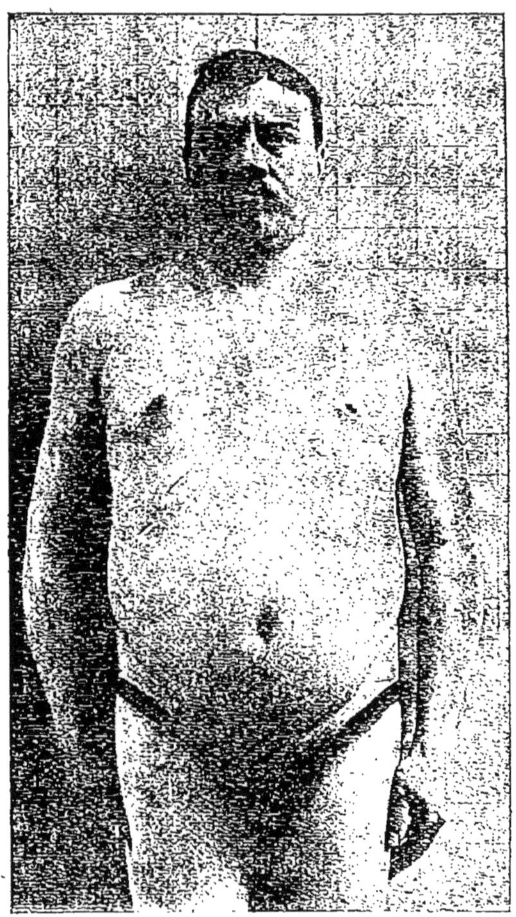

Fig. 3. — Type Digestif.

trois ou quatre travers de doigt des crêtes iliaques ; tandis que le sternum ne descend pas au tiers de la ligne qui unit la fourchette sternale au pubis, l'ombilic est bas situé, de sorte que le tiers moyen du tronc compris entre l'apophyse xyphoïde et l'ombilic est la partie la plus développée. La partie abdominale est remarquable par sa grande hauteur et sa largeur; avec l'âge elle augmente rapidement de volume et le tronc prend, comme la face, l'aspect d'un tronc de cône à base inférieure. Les membres sont courts, sans reliefs musculaires, arrondis et potelés. – Ce type se différencie dès l'enfance. Peu fréquent en France à l'état pur, on le rencontre surtout en Normandie, en Beauce, en Flandre.

Type cérébral. — La prédominance cérébrale se manifeste par un développement crânien considérable, rendu perceptible au niveau de la face par les grandes proportions du front ; la face offre par suite l'aspect d'une pyramide renversée, à sommet inférieur (face en toupie, de Bertillon); le front est haut et large et surmonte une face de faibles dimensions ; la tête est régulièrement arrondie ; les cheveux s'implantent sur le front en pointe, en épi. La taille est petite, d'aspect fluet et grêle, avec des membres petits; le pied est souvent très petit par rapport à la taille. — Le type cérébral ne s'affirme nettement qu'à la fin de la puberté.

Types mixtes. — Les quatre types musculaire, respiratoire, digestif et cérébral ne se rencontrent pas fréquemment à l'état pur, avec tous les attributs décrits ci-dessus. Le type musculaire se rencontre combiné souvent aux types respiratoire, digestif et céré-

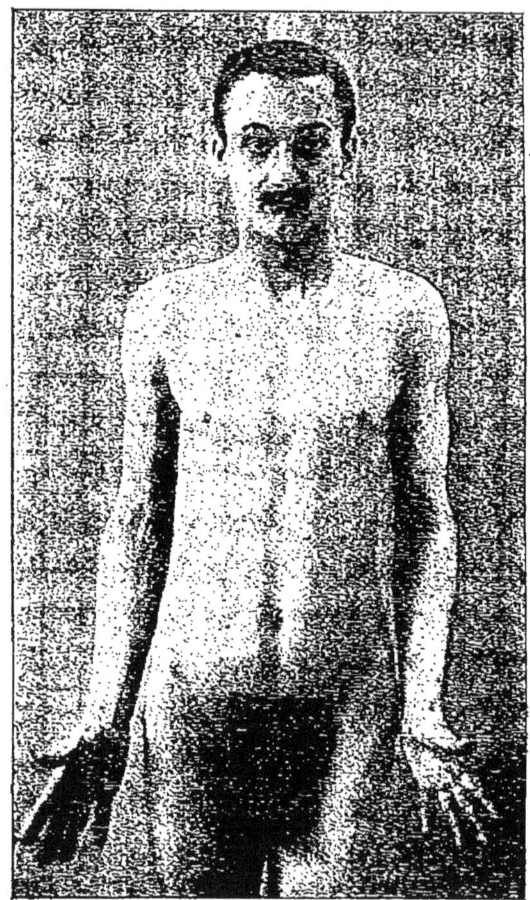

Fig. 4. — Type cérébral.

bral. Le type respiratoire s'associe volontiers aux types musculaire et cérébral, mais rarement au type digestif. Parmi les combinaisons du type digestif, le type digestif-musculaire est particulièrement fréquent.

Chaque type, pur ou mixte, peut être représenté par une formule indiquant la prédominance. Ainsi une fraction représentera par son numérateur la prédominance de la tête et par son dénominateur la prédominance du tronc : $\frac{M}{M}$ = musculaire, $\frac{R}{R}$ = respiratoire; $\frac{R}{M}$ = musculo-respiratoire (tête de respiratoire, tronc de musculaire); $\frac{C}{M}$ = cérébro-musculaire, etc. La sous-prédominance est notée dans une parenthèse en haut ou en bas de la fraction, suivant qu'il s'agit de la tête ou du tronc : $\frac{C\,(R)}{C}$, $\frac{M\,(D)}{D}$. Dans l'estimation globale du sujet, c'est la prédominance du tronc qui doit l'emporter quand il y a indécision, surtout si cette prédominance est la même que la sous-prédominance de la tête ; $\frac{M\,(D)}{D}$ sera la formule d'un digestif, $\frac{R\,(C)}{C}$ celle d'un cérébral.

Evolution et Hygiène des types morphologiques. — La prédominance anatomique détermine une prédominance physiologique, dont la satisfaction assure l'équilibre biologique du sujet.

Pour tout Musculaire, la condition d'un développement normal et d'une bonne santé habituelle, c'est *l'activité physique*, le mouvement; cette activité est en rapport avec les besoins physiologiques et ne se traduit pas nécessairement par un déploiement de force proprement dite : le type musculaire présente tous les intermédiaires, depuis le colosse qui se joue des plus lourds fardeaux jusqu'à la femme mignonne qui trouve son tonus dans les mouvements de faible amplitude nécessités par l'arrangement de ses bibelots. A tel Musculaire conviendra l'escrime, à tel autre le maniement des poids lourds, à tel autre la bicyclette, etc. L'hygiène du Musculaire consiste essentiellement dans la juste répartition des excitations motrices ; la vie sédentaire est à éviter aussi bien que l'excès de mouvements ; exercice et repos, tels sont les règles fondamentales qui doivent présider à l'existence du Musculaire. Les premiers signes de déclin se manifestent morphologiquement par l'affaissement des muscles des membres et la courbure du rachis, fonctionnellement par l'asthénie, la moindre résistance à la fatigue, puis par de l'arthrite, des douleurs musculaires, etc. C'est le type musculaire qui fournit la majeure partie des malades de la peau, des articulations, des os, des muscles, du cœur et du système sensitif.

Le Respiratoire trouve son excitant physiologique dans l'*atmosphère*. Il est particulièrement sensible à l'air confiné; s'il n'est en quelque sorte baigné constamment dans un air pur, son état de santé devient précaire et il ne tarde pas à être la proie de la tuberculose. L'hygiène du Respiratoire devra donc reposer surtout sur la qualité et l'abondance des excitations fournies par le milieu atmosphérique; à certains Respiratoires conviennent les vastes espaces où l'air circule librement, tels que le voisinage de la mer, à d'autres l'air sec ou humide, celui des vallées ou des montagnes; d'autres encore recherchent par-dessus tout la variété des excitations atmosphériques (races migratrices). Le Respiratoire ne subit que des modifications insensibles au cours de son évolution; c'est la cage thoracique qui traduit le plus nettement les réactions morphologiques; le déclin s'annonce par une cyphose assez marquée de la colonne dorsale : le sujet devient légèrement bossu au lieu de se courber dans toute la hauteur, comme le Musculaire. Au point de vue pathologique, c'est surtout chez le Respiratoire qu'on observe le catarrhe, l'emphysème, l'asthme.

Pour le Digestif, la principale source de l'équilibre vital est dans l'excitant alimentaire. Aussi son hygiène est-elle essentiellement alimentaire; mais elle doit varier avec chaque individu et chaque phase de son évolution. C'est avec les types digestif et musculo-digestif que l'hygiène diététique, quantitative et qualitative, donne les résultats les plus favorables. Les types mixtes, combinaisons du type digestif avec les autres types, subissent souvent au cours de leur évolution des variations morphologiques assez profondes, qui portent surtout sur la face et l'abdomen, par suite de l'accumulation ou de la disparition rapides de la graisse en ces régions. A la face, la graisse s'amasse notamment au niveau des masséters et élargit la partie inférieure du visage ; au tronc, la graisse se répand plus particulièrement au niveau de l'abdomen et des fesses, le ventre se projette, la colonne vertébrale se redresse pour limiter cette projection en avant de l'abdomen ; puis le déclin survient, se manifestant par la chute du ventre et la courbure de la colonne vertébrale dans la région dorsale. Les digestifs-musculaires subissent, en général, la dégénérescence graisseuse presque aussitôt après la croissance proprement dite : leur poids devient considérable et ils atteignent rarement l'âge de 60 à 65 ans.

Le Cérébral est vivifié par les excitations physiologiques que lui fournit le milieu social. Le milieu citadin et la vie sédentaire lui conviennent ; il a peu d'aptitude pour les exercices physiques et peu de besoins de nourriture végétale. Son hygiène dépend des divers excitants sociaux ; le mouvement physique est sans grande influence sur sa santé, à dose un peu forte il lui est même préjudiciable, et les régimes alimentaires vont souvent, chez lui, à l'encontre de leur but. Par contre, le Cérébral possède une grande endurance au travail intellectuel; il est capable de supporter la plupart des chocs moraux. Le cérébral intellectuel conserve toute la plénitude de ses facultés jusqu'à une époque avancée de sa vie; cependant son cerveau perd peu à peu son élasticité : il n'accepte plus une idée ou un groupe d'idées nouvelles et il arrive à la période de la systématisation des idées, qui précède l'inertie terminale.

Types indécis. — Cette morphologie clinique permet une classification infiniment plus utile que la répartition approximative des sujets d'après leur tempérament, en lymphatiques, sanguins, bilieux, nerveux... Il est vrai qu'à côté des types nettement caractérisés que nous avons décrits et de leurs principales variétés, il existe des types indécis bien difficiles à classer, et ces types mélangés, où l'observateur a souvent peine à démêler la prépondérance morphologique, constituent la catégorie la plus nombreuse : la netteté des formes est absente, les types s'enchevêtrent au point que nombre de sujets se révèlent successivement, au fur et à mesure qu'on examine les diverses régions de leur corps, comme appartenant au type musculaire, puis au type respiratoire et même au type digestif. Dans ces cas fréquents, il faut alors entreprendre l'analyse des faits fonctionnels, tenir compte des aptitudes et des préférences physiologiques, afin de donner à l'individu son étiquette morphologique; forme et fonction ne sont-elles pas les deux aspects d'un même phénomène? Tandis que les types morphologiques purs, qui représentent autant de types fonctionnels ayant chacun un maximum de perfection physiologique, ne sont pour ainsi dire jamais malades, les types indécis se défendent moins bien contre le milieu; toute leur vie pathologique ne semble pas graviter, comme pour les types bien définis, autour d'un système anatomique et il y a, en l'absence d'appareil prédominant, généralisation plus ou moins complète de la maladie. Mais, là encore, l'étude de la morphologie de fonctionnement, en faisant apprécier les variations de forme du corps humain, permettra le diagnostic de la fonction.

Technique de l'Inspection morphologique. — L'inspection morphologique porte d'abord sur la *tête*. En inscrivant par la pensée la partie faciale de la tête dans un rectangle à grand axe vertical, qui aurait pour limite supérieure une ligne passant par la racine des cheveux, pour limite inférieure une ligne tangente à la partie inférieure de la mandibule et pour limites latérales des lignes effleurant la partie postérieure des arcades zygomatiques, et en divisant dans ce quadrilatère la face en trois étages, comme nous l'avons indiqué, on apprécie aisément s'il y a égalité des trois étages ou prédominance de l'un d'entre eux. L'examen de profil permet de compléter les notions acquises par l'examen de face; par exemple,les profils « en pignon » et « semi-lunaire » sont caractéristiques du type Respiratoire. Il n'est pas inutile non plus d'examiner la tête par sa partie postérieure; le type Digestif se distingue aisément de tous les autres types,par la saillie des branches montantes du maxillaire inférieur,qui se constate,en arrière,de chaque côté de la partie supérieure du cou.

L'observation porte ensuite sur le *tronc*, qui est examiné de face,de profil et de dos. On apprécie ses dimensions d'ensemble, sa longueur, sa largeur, sa forme générale, l'importance respective du thorax et de l'abdomen, l'ouverture de l'angle de Charpy, etc. L'examen de dos n'est pas à négliger; chez la femme, notamment, il facilite souvent le diagnostic morphologique : chez la musculaire, le thorax et la région fessière se font équilibre au point de vue topographique; il y a au contraire contraste entre le développement inégal de ces deux parties, le thorax l'emportant de beaucoup par sa longueur chez la respiratoire, la région fessière prédominant par son volume et parfois par sa hauteur chez la digestive.

Les dimensions des *membres* sont également intéressantes à noter : longueur, reliefs musculaires, attaches, dimensions par rapport à la taille.

La *taille*, le *poids* viennent compléter cette inspection d'ensemble et fournir des renseignements très utiles, mais insuffisants toutefois pour lever le doute en cas d'indécision sur la prédominance. Il convient alors d'avoir recours aux pratiques anthropométriques, seules capables de renseigner avec exactitude sur la forme du sujet ; les mensurations, effectuées suivant la méthode employée à la Préfecture de police, portent sur le buste, la longueur des membres, l'envergure, les diamètres céphaliques, etc. (1) ; comparées aux moyennes que Chaillou et Mac-Auliffe ont établies pour chaque type morphologique, elles permettent de préciser la formule morphologique du sujet examiné.

Intérêt de la Morphologie clinique. — Un examen général portant sur la forme donne de précieuses indications sur la valeur physiologique de l'individu et vient objectiver en quelque sorte les renseignements fournis par l'anamnèse. La connaissance du type morphologique fournit au médecin la possibilité de prévoir les localisations morbides qui se produiront dans un organisme donné, quand celui-ci se trouvera placé dans un milieu auquel il n'est pas adapté. A ce rôle prophylactique, la morphologie clinique joint un rôle curatif, puisqu'elle permet au médecin qui a déterminé les prédominances fonctionnelles d'un type organique de placer ce type dans un milieu convenable, c'est-à-dire présentant une prédominance de même sens.

(1) Consulter *la Morphologie médicale* de Chaillou et Mac-Auliffe, Paris, 1912.

L'étude morphologique rend en particulier de grands services chez les malades du tube digestif. Voici par exemple un Respiratoire qui vient habiter la ville et est dès lors atteint d'une constipation résistant opiniâtrement au régime alimentaire, au massage abdominal, à la sangle, etc.; seul le retour au grand air fait cesser immédiatement la constipation, qui ne reparaît plus tant que la condition du milieu prédominant est réalisée ; ce cas se rencontre fréquemment et on peut avancer qu'un campagnard qui se constipe à la ville est très souvent un Respiratoire (Thooris). De même, tel Digestif sera constipé par insuffisance d'alimentation, etc.

Nécessité d'un examen complet. — La tendance trop grande que l'on a de considérer le tube digestif indépendamment du reste de l'organisme peut seule faire paraître surprenants de tels exemples. Ceux-ci montrent bien qu'on ne doit pas borner l'examen au tube digestif et ignorer ses relations avec le fonctionnement des autres appareils organiques. L'organisme forme un bloc homogène et les divers appareils qui le constituent sont étroitement solidaires les uns des autres; même lorsqu'un choc morbide se localise à un appareil, il ébranle en réalité l'organisme tout entier.

Ces remarques sur la synergie fonctionnelle s'appliquent aux différentes parties d'un même appareil. Le tube digestif fonctionne synergiquement, ainsi que permet de le constater non seulement l'expérimentation physiologique, mais aussi l'exploration externe du tube digestif telle que nous la décrirons au cours de ce livre; estomac, intestin grêle et gros intestin fonctionnent et réagissent simultanément ; quel que soit le segment du tube digestif où les troubles subjectifs sont localisés, on peut constater à l'examen clinique des signes physiques traduisant l'existence de l'état morbide sur la totalité du conduit gastro-intestinal. Cliniquement, on a le droit de mettre en évidence telle ou telle prépondérance organique, mais il faut se garder d'oublier qu'on se place à un point de vue abstrait en considérant comme indépendantes les digestions gastrique et intestinale, en envisageant séparément les maladies de l'estomac et celles de l'intestin, en séparant les troubles de la motricité des troubles sécrétoires et des troubles nerveux, et qu'en réalité l'appareil digestif est toujours atteint dans son ensemble.

Il est donc nécessaire de toujours faire un examen général du malade et de compléter l'exploration clinique du tube digestif proprement dit par celle du foie, des reins et du cœur ; l'examen des urines ne doit jamais être négligé. On décelera ainsi parfois des coexistences pathologiques, des associations morbides, qu'il y a grand intérêt à mettre en évidence, ou bien on remontera à la cause de certaines manifestations, comme en cas d'urémie à forme dyspeptique, où les seuls symptômes apparents sont le vomissement et la diarrhée. L'état du système nerveux est également intéressant à connaître ; la recherche des réflexes dépistera les crises gastriques du tabès.

Il est encore utile de noter l'état de certains organes, qui enregistrent assez fidèlement, grâce à leur sensibilité, les chocs subis par l'organisme en général et le tube digestif en particulier.

Examen des conjonctives. — La conjonctive oculaire présente, selon les cas, de la graisse, de la bile ou du sang. La graisse s'amasse en îlots aux extrémités interne et externe du diamètre transversal de l'œil ou bien s'étale en nappe plus ou moins diffuse dans toute l'étendue de la conjonctive ; cette infiltration graisseuse de la conjonctive est en rapport avec un état chronique. Un état morbide ancien peut également se traduire, selon le mode réactionnel de l'organisme, par la congestion de la conjonctive : les vaisseaux s'injectent de sang et deviennent très apparents ; ils finissent par extravaser leur contenu et la conjonctive prend une teinte « rouillée ». La conjonctive peut encore présenter une teinte ocre due à la bile qui l'imprègne ; cette teinte jaune subictérique est en relation avec un état hépatique ancien ; lorsqu'elle est franchement verte, elle indique un état plus récent ou plus aigu. Enfin, il est très fréquent, dans les états récents, caractérisés par l'affaissement brusque de l'organisme sous l'influence d'un choc, de constater de l'humidité conjonctivale.

Examen de la Bouche. — L'examen de la bouche fait partie de toute exploration du tube digestif.

Langue. — Il est classique de considérer la langue comme « le miroir de l'estomac ». Une langue étalée, humide, enduite de saburre, s'observe, en effet, dans l'embarras gastrique; l'enduit, ordinairement muqueux et blanchâtre, peut être jaune verdâtre lorsqu'il y a de l'ictère ou des vomissements bilieux. Mais il est inexact, ou tout au moins très exagéré, de considérer la langue comme le reflet fidèle de l'estomac; bien des causes peuvent produire la langue saburrale : le régime lacté (sauf chez les enfants), l'alimentation insuffisante, diverses intoxications, la convalescence des affections graves. Si la langue est presque toujours sale chez les névropathes dyspeptiques dont l'estomac n'est pas anatomiquement lésé, elle conserve souvent une netteté parfaite dans le cancer gastrique et demeure rosée chez les hyperchlorhydriques même avec ulcus (Dufourt). Riegel et Boas se refusent à admettre tout parallélisme entre la langue sale et les affections de l'estomac.

Certains auteurs ont voulu faire de la langue le miroir de l'intestin ou du foie, plutôt que de l'estomac. La vérité est que la langue reflète des états gastriques, intestinaux et hépatiques, et que sa face dorsale peut se couvrir d'enduits anormaux dans des affections très variées ; l'état local de la bouche peut même contribuer à la saburre linguale, par suite du défaut de salive ou de modifications dans la composition de la salive (ptyalisme mercuriel) ; la nature des aliments joue un rôle dans la formation des enduits linguaux : une alimentation liquide ou semi-fluide n'assure pas le nettoyage de la langue et favorise l'apparition de la saburre.

La langue saburrale a donc une genèse très variée ; pour l'interprétation de cet état lingual, le médecin doit tenir compte non seulement des causes pathologiques, mais aussi du régime suivi et des médicaments pris par le malade. Le mieux, comme le conseillent Chaillou et Mac-Auliffe, est d'examiner la langue une heure ou deux après les repas : elle donne alors des signes en rapport plus immédiat avec l'état de l'appareil digestif et cesse d'être sous l'influence du repas, qui l'a nettoyée de ses enduits. Le tube digestif influe d'ailleurs d'une façon prépondérante sur l'aspect de la langue ; fréquemment, nous avons relevé des signes de concordance entre l'état de la langue et celui des fonctions digestives ; dans les états gastro-intestinaux accompagnés de torpeur digestive, la langue est presque toujours couverte d'un enduit blanchâtre, crémeux, jaunâtre à sa base ; dans les états anciens, elle est en même temps pâteuse et épaisse, ou large, étalée et vient se mouler sur les dents, ce qui produit sur ses bords des empreintes dentaires plus ou moins profondes ;

dans les grandes pyrexies, la fièvre des tuberculeux exceptée, on trouve également une langue d'un blanc sale et qui garde l'empreinte des dents. Dans les états récents, la langue est simplement humide et crémeuse. Dans les états inflammatoires, elle est rouge vif et douloureuse au contact des dents, surtout quand il s'agit de dyspepsie ancienne avec hyperchlorhydrie; signalons également la langue caractéristique des urinaires, qui sont en même temps des dyspeptiques. Enfin, les états très anciens s'accompagnent très fréquemment de crevasses, d'autant plus nombreuses et plus accentuées que le tube digestif est en plus mauvais état ; cette langue, dite *scrotale* lorsque ses sillons, rayonnant en tous sens, rappellent le scrotum contracté, présente souvent des aspects moins compliqués : les fissures peuvent être discrètes et localisées aux bords ou à la face dorsale ou former des sillons transversaux rappelant les nervures d'une feuille (*langue foliacée*). Il faut distinguer cette langue crevassée de la langue qui s'exfolie et desquame ; cette desquamation reste essentiellement superficielle, sans que le derme y participe; de plus, la langue scrotale est congénitale et souvent familiale ; cette malformation est-elle en rapport avec l'état du tube digestif ou avec une faiblesse native de celui-ci? Un certain nombre de cas, que nous avons observés, nous font pencher vers cette hypothèse.

Le volume et la forme de la langue, sa couleur, son état de sécheresse ou d'humidité, l'aspect de son enduit, fournissent donc des données non négligeables, mais d'une importance relative. On peut encore observer la façon dont le malade tire la langue : celui, dit Bourget, qui n'a pas l'habitude de s'examiner et qui n'a que rarement été invité par un médecin à exhiber cet organe, ne la sort que timidement, et, si on le presse un peu, ne parvient pas à en sortir beaucoup plus. Tandis que le nerveux, qui tous les matins et vingt fois par jour fait cet exercice devant un miroir, arrive à sortir une langue démesurée de façon à faire apparaître très nettement le V lingual.

Dents. — L'état des dents est important à connaître. Une mauvaise dentition rend la mastication imparfaite, et suffit à expliquer bien des troubles gastriques et intestinaux ; la diarrhée, par exemple, est souvent causée par une trituration insuffisante des aliments. Les anomalies des dents fournissent, d'autre part, des indications parfois fort utiles sur les antécédents héréditaires du malade.

Muqueuse palatine. — D'après Coutaret, lorsque le voile du palais présente, partiellement ou totalement, une teinte jaune plus ou moins vive, ce signe est l'indice d'une dyspepsie ancienne avec participation du foie ; le jaune palatin peut occuper à la fois le voile et le palais.

INSPECTION DE L'ABDOMEN

De tous les procédés d'exploration que la clinique met à la disposition du médecin, l'inspection de l'abdomen est le plus simple et le plus facile. Sans être aussi fécond en indications que les autres procédés, il fournit cependant des renseignements objectifs suffisamment nets ; non seulement il peut éclairer et préciser le diagnostic dans un grand nombre d'affections organiques et fonctionnelles, que nous ne pouvons passer ici en revue, mais il rend souvent possible l'étude de l'évolution du tube digestif, et objective parfois celle-ci d'une manière saisissante ; nous insisterons spécialement sur cette étude, qui montre sous un jour nouveau l'inspection abdominale et engagera — nous l'espérons — le clinicien à lui accorder la place qu'elle mérite parmi nos moyens d'investigation.

ÉTUDE
DE LA MORPHOLOGIE ABDOMINALE

D'emblée, l'inspection de l'abdomen donne une idée de l'ensemble de l'abdomen, de ses caractères et de ses limites. Elle permet souvent de noter différents signes intéressants, tirés par exemple de l'état de la peau (cicatrices, vergetures, dilatations veineuses, adipose, œdème, etc...), et sur lesquels nous aurons à revenir. L'examen de la forme permet de retirer des indications générales d'une haute valeur; rien n'est plus variable que l'aspect des différents ventres, et il est surprenant que les classiques n'aient pas insisté davantage sur ce point; Sigaud (de Lyon) s'est particulièrement attaché à montrer que la physionomie de l'abdomen — considérée aussi bien dans l'espace que dans le temps — traduisait au fur et à mesure les oscillations de forme de l'appareil digestif et, par suite, nous renseignait sur la valeur vitale de cet appareil, fonction et forme étant en intime rapport et inséparables l'une de l'autre. Les très intéressantes conceptions de Sigaud sur la morphologie abdominale méritent d'être exposées ici avec quelque détail.

I. — **Rôle de la paroi abdominale.** — La forme de

l'abdomen n'obéit pas à l'état des parois abdominales.

Les classiques considèrent la paroi antéro-latérale de l'abdomen comme une cloison résistante, dont le rôle est de s'opposer à l'expansion de la cavité digestive. Pour Sigaud, en vertu de la loi de synergie des fonctions de la vie, la paroi de l'abdomen subit l'évolution générale de l'organisme et fonctionne plus spécialement à l'unisson des viscères sous-jacents. Il y a parallélisme biologique entre la paroi abdominale et les viscères qu'elle recouvre. Cette paroi, cette « sangle musculaire », ne joue qu'un rôle secondaire dans la morphologie abdominale : presque toujours elle se modèle sur son contenu, se distendant ou se rétractant avec lui et reproduisant toutes ses variations morphologiques ; ce n'est qu'accidentellement, dans des cas d'ascite, de tumeurs, etc., qu'elle se laisse distendre d'une façon passive. Aussi, l'inspection du ventre présente-t-elle un grand intérêt.

La paroi antéro-latérale de l'abdomen est une doublure musculo-élastique de la paroi propre du tube digestif. Elle agit dans le même sens que le tube digestif lui-même, subit les mêmes influences pathogènes et présente des réactions généralement parallèles. C'est donc commettre une grossière erreur de clinique générale que de vouloir faire jouer à la paroi abdominale le rôle antagoniste de sangle dans les troubles de la fonction digestive qui entraînent le relâchement des divers tissus constitutifs de l'appareil. La forme du ventre dépend de la tonicité des tuniques digestives : tant que celle-ci est bonne, le ventre subit peu de modifications morphologiques dans les stations debout et couchée.

En effet, c'est à la phase de déclin de la résistance digestive que les hernies apparaissent, sans cause violente, sans chute, sans effort, sans traumatisme ; ces hernies, dites de faiblesse, de beaucoup les plus fréquentes, sont dues : d'une part, à l'atonie des plans musculaires et à la disjonction des plans fibreux d'insertion; d'autre part, au péristaltisme spasmodique des anses digestives qui ne peuvent plus fonctionner sans exercer une pression exagérée contre une cloison de résistance amoindrie. Au contraire, les hernies de force se produisent dans la force de l'âge et sont consécutives à un effort ou à un traumatisme; dans ce cas, l'état des viscères abdominaux n'intervient pas, et la paroi musculaire — dont la vitalité est normale — est à proprement parler l'antagoniste de la pression intra-cavitaire.

La paroi abdominale subit les mêmes fluctuations vitales, parcourt le même cycle évolutif, — dans la santé comme dans la maladie, — que l'appareil digestif lui-même, dont elle n'est qu'une *portion complémentaire* (1).

(1) Glénard a une conception analogue des rapports de la paroi

Exemple.— La distension de la paroi abdominale par la grossesse est le plus souvent strictement parallèle à l'augmentation du volume de l'utérus, mais elle débute parfois — dès le début de la grossesse — à un moment où le volume de l'utérus est négligeable. La cause de cette hypermégalie est due, dans ce second cas, au fait physiologique de la conception, stimulant insolite de l'organisme (la grossesse retentit sur les fonctions digestives) ; le tube digestif cherche à s'adapter aux nouvelles conditions de fonctionnement que créent les modifications imprimées par la conception à l'organisme tout entier; la paroi abdominale obéit *simultanément* à des influences pathogéniques de même nature. Dans la grossesse *normale*, la distension de l'abdomen ne commence que vers le troisième ou quatrième mois et reste modérée ; plus précoce, cette distension est *anormale* et indique un état pathologique dont il faut tenir compte une fois la grossesse terminée (repos prolongé au lit, hygiène alimentaire attentivement réglée, port d'une ceinture dès que la femme peut se tenir debout) ; d'ailleurs, la saillie de l'abdomen concomitante à la grossesse persiste fréquemment après l'accouchement sous la forme d'un gros ventre notable.

abdominale et de l'appareil digestif : « La maladie entéroptose, dit-il, procède bien plus des viscères aux parois que des parois aux viscères ; la paroi s'affaiblit et se relâche parce qu'il y a entéroptose. Il s'en faut de beaucoup qu'une éventration primitive de la paroi soit toujours suivie d'entéroptose. »

II.— **Rôle des gaz intra-viscéraux.** — La forme du ventre n'est pas liée à la quantité plus ou moins grande des gaz contenus dans l'étendue du tube digestif. Les gaz ne jouent qu'un rôle accessoire dans la morphologie de l'abdomen. Ainsi que nous le verrons à propos de la palpation (voir page 60), la tension des gaz intra-viscéraux est sous la dépendance de la tonicité des tuniques digestives.

Le ballonnement *post-prandium*, écrit Léon Vincent, est dû à l'intensité des réactions digestives de toute nature (musculaires, circulatoires, sécrétoires), lesquelles déterminent l'élévation de la température intra-abdominale et la dilatation des gaz qui préexistent dans la cavité du ventre, dont les tuniques gastro-intestinales, en état d'épuisement, sont impuissantes à prévenir l'expansion ; tout le monde sait que la force d'expansion des gaz est considérable, qu'elle est pour ainsi dire sans limites. Et il ajoute : « Lorsque je vois un ventre ballonné diminuer rapidement de volume, sous l'influence du repos horizontal, par exemple, je ne puis associer à ce fait l'idée de la brusque disparition d'une notable quantité de gaz, l'interprétation véritable de ce fait banal est des plus simples : sous l'influence du repos, les réactions digestives excessives dont la cavité gastro-intestinale est le siège se modèrent peu à peu et finissent par s'éteindre, la tonicité digestive se ressaisit, les gaz se condensent, et parallèlement à ces divers phénomènes le ventre s'affaisse. » Glénard affirme également : « L'abondance des gaz expulsés par l'anus n'implique nullement le ballonnement ou la distension de l'intestin. Dans un cas pareil, j'ai trouvé au contraire le ventre souple et petit. »

Conclusion. — La forme du ventre est donc liée, en très grande partie, à la forme des viscères creux qu'il renferme.

Cette forme ne varie pas seulement au cours de l'évolution de l'organisme et sous l'influence d'affections intercurrentes; elle présente également des modifications au cours de la même journée : la diète et la digestion produisent des oscillations fonctionnelles, très peu marquées d'ailleurs à l'état normal et qui ne sont jamais assez notables pour masquer les modifications morphologiques dues à l'évolution.

Technique. — L'inspection de l'abdomen doit être toujours pratiquée dans les stations debout et couchée, de face et de profil. Parfois, le médecin aura intérêt à inspecter l'abdomen « à jour frisant », lorsqu'il inspectera de profil. La position génu-pectorale ou génu-manuelle du sujet permettra quelquefois de mieux préciser les contours de l'abdomen.

A l'*état de santé*, la forme et le volume du ventre sont invariables. A l'*état de maladie*, au contraire, le ventre reflète dans ses formes extérieures tous les grands changements qui se produisent dans l'économie.

Il est intéressant de compléter l'inspection dans la station couchée, le corps étant dans la résolution musculaire, par l'inspection dans l'effort de redressement du tronc, pour passer du décubitus dorsal à la station assise sans le secours des bras. Chez certains malades, on peut voir, pendant l'effort de redressement, les deux flancs faire une grosse saillie ovoïde à grand axe parallèle au pli de l'aine, au lieu de se contracter et de se réduire, ce qui indique une atonie des tissus musculaires et aponévrotiques. On peut voir également se former une voussure verticale entre les bords contigus des muscles droits, due à la poussée de la masse intestinale, que la ligne blanche ne peut plus contenir.

INSPECTION DU VENTRE CHEZ LE NOURRISSON ET L'ENFANT

La valeur sémiologique de l'inspection acquiert une importance exceptionnelle à cette phase de la vie où les anamnestiques sont absents ou obscurs et l'examen direct des viscères entouré des plus grandes difficultés. Mais l'inspection, comme nous le verrons, est plus facile chez l'adulte que chez le nourrisson.

Dans toute une catégorie de nourrissons, l'aspect

du ventre ne subit jamais de modifications appréciables. C'est seulement dans la jeunesse ou dans l'âge adulte, alors que l'alimentation est plus complexe, que les écarts de régime se répètent et que des excès de tous genres viennent ébranler l'organisme, qu'on voit l'insuffisance digestive survenir et manifester son action sur la forme extérieure de l'abdomen.

Toute une autre catégorie de nourrissons présentent ce que les classiques ont désigné par l'expression de *gros ventre.* Au point de vue symptomatique, c'est un ventre dont tous les diamètres sont régulièrement accrus ; la base du thorax est notablement élargie : c'est le *petit tonneau.* Cette forme régulière ne persiste point; avec le temps, la région épigastrique s'aplatit plus ou moins au profit de la région sous-ombilicale, qui bombe démesurément quand l'enfant est debout ; dans la position horizontale, c'est le ventre de batracien, aux flancs étalés et arrondis, de masse comparativement réduite. Ces deux formes : *ventre qui se tient* et *ventre qui tombe*, marquent deux phases distinctes d'un même processus ; elles peuvent se succéder à de courts intervalles, mais dérivent toujours l'une de l'autre.

Cette dilatation — qui se produit sous l'influence d'une alimentation défectueuse, et qui donne la mesure de l'insuffisance fonctionnelle du tube digestif, — est un gros signe, sur lequel le médecin doit attirer l'attention des mères. Les diarrhées, graves

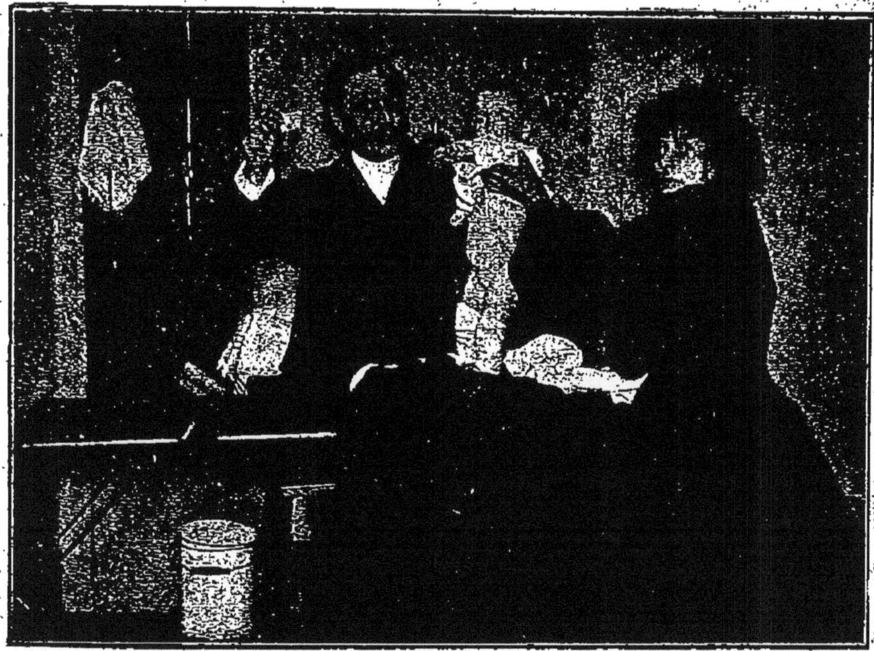

Fig. 5. — Profil, station debout. Ventre à peu près normal.

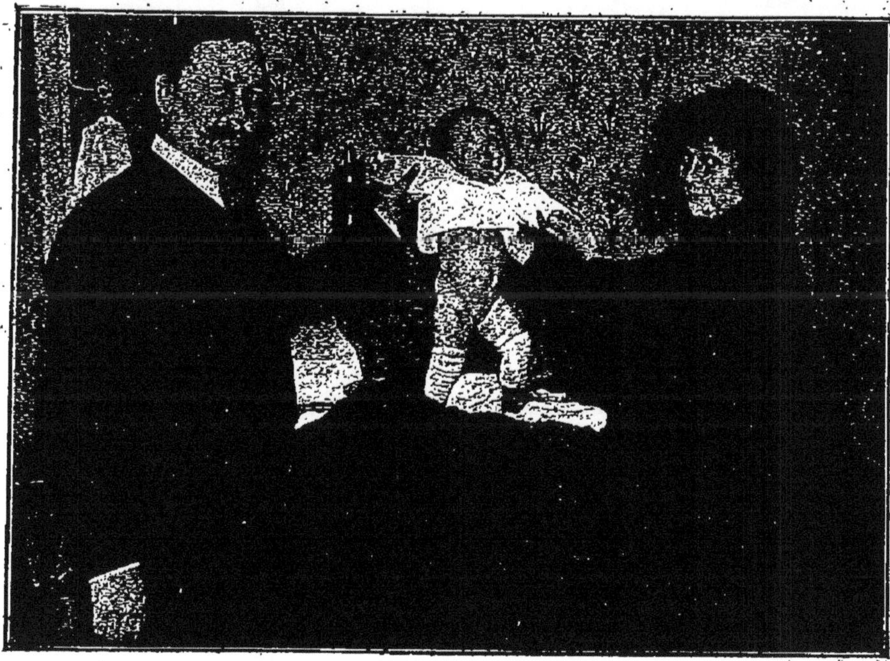

Fig. 6. — Face, station debout. Enfant de 8 mois. Ventre à peu près normal; modifications morphologiques peu marquées suivant les diverses positions.

ou tenaces, qui emportent les enfants ou les mettent en danger de mort, sont — dans la grande majorité des cas — précédées d'une hypermégalie abdominale, qui a passé inaperçue (et dont on ne tient aucun compte dans la thérapeutique). Pratiquement, le gros

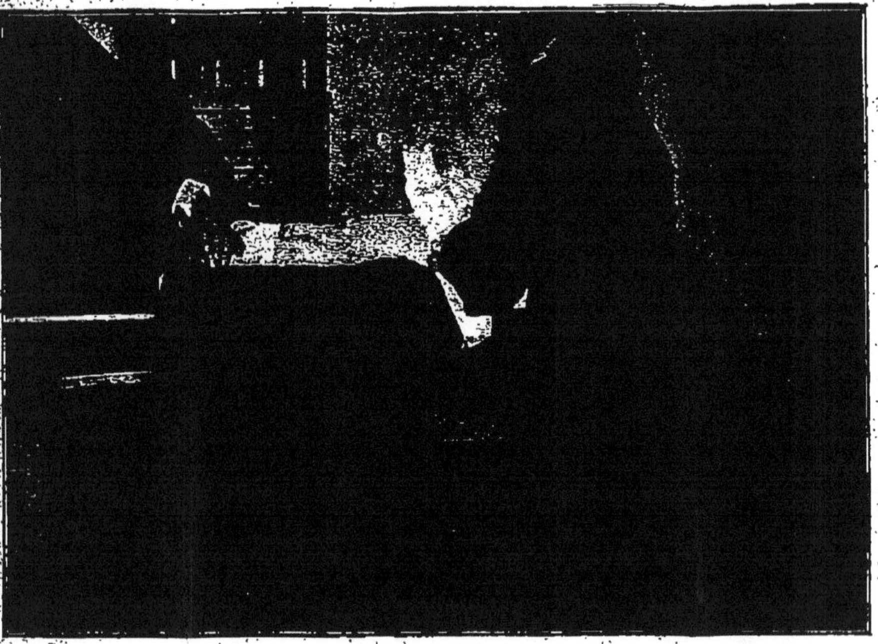

Fig. 7. — Profil, position couchée. Ventre à peu près normal.

ventre des nourrissons ou des jeunes enfants n'a pas toujours des dimensions qui « sautent aux yeux », comme chez l'adulte ; généralement, il *demande à être cherché* et exige de l'observateur plus que de l'attention, une éducation spéciale.

Sigaud considère deux formes de gros ventre chez le nourrisson et l'enfant. La *forme permanente*, la plus insidieuse, celle qui a surtout besoin d'être recherchée, la plus grave, dure jusqu'à la puberté et laisse le tube digestif dans un état d'infériorité définitive; — la *forme intermittente* prépare le terrain sur lequel, à l'âge adulte et après une longue période à peu près normale, va évoluer le gros ventre définitif.

Dans cette seconde catégorie, peut se ranger le *gros ventre flasque des nourrissons*, étudié par M. le Professeur Marfan. Ce gros ventre mérite l'épithète de « flasque », car son caractère essentiel est de coïncider avec un relâchement qui va de la simple flaccidité à l'éventration médiane et latérale, trilobant l'abdomen.

Anatomiquement, il répond à une insuffisance musculaire qui atteint les muscles de la paroi abdominale et la musculature du tractus digestif. L'estomac est dilaté, le volume de la masse intestinale est augmenté, et la longueur totale de l'intestin accrue dans de fortes proportions. Cet accroissement, portant également sur tous les segments de l'intestin, est distinct des malformations congénitales qui frappent des régions limitées. L'atonie gastro-intestinale et la flaccidité de la paroi abdominale sont deux phénomènes parallèles qui dépendent d'une même cause, et M. Marfan ayant remarqué la coexistence d'altérations rachitiques, plus ou moins marquées, des os, avec le gros ventre flasque, regarde celui-ci comme faisant partie du syndrome rachitique. La débilité musculaire, dont le gros ventre flasque n'est qu'une expression, correspondrait à une véritable neuropathie rachitique.

L'étude clinique du gros ventre flasque semble justifier cette hypothèse. L'intumescence de l'abdomen se montre souvent en même temps que les déformations osseuses. Lorsque le rachitisme a une origine digestive, le gros ventre flasque apparaît à la suite de poussées successives de gastro-entérite catarrhale. Mais le gros ventre peut s'établir sans avoir été précédé de troubles digestifs sérieux. Quelques symptômes légers de dyspepsie atonique accompagnent son évolution, qui se poursuit pendant des mois et des années. Au-delà de la quatrième année, les vestiges du gros ventre flasque sont rares et ne se voient que dans des cas avec éventration marquée ; le sujet reste cependant prédisposé aux ptoses viscérales et à la dilatation gastrique. Il faut noter encore que le traitement du rachitisme améliore le gros ventre flasque.

L'opinion de M. Marfan est donc très différente de celle de M. Variot, qui voit, dans le gros ventre flasque, « une ectasie abdominale », liée à une distension gazeuse de l'intestin chez les nourrissons insuffisamment alimentés.

D'ailleurs, pendant toute la période de croissance, et surtout pendant la première enfance, le squelette est excessivement déformable et souvent les modifications des parties molles retentissent sur lui. Chez les enfants qui ont un gros ventre et un gros foie, la base de la cage thoracique s'élargit, se dilate, le rebord costal est projeté en haut et en avant; cette saillie des fausses-côtes forme, de chaque côté de la ligne médiane, ce que Sigaud a appelé les deux *ailerons* du thorax. Cette déformation, qui persiste chez l'adulte, est la signature indélébile du gros ventre de l'enfant, et permet toujours de faire un diagnostic rétrospectif.

INSPECTION DU VENTRE CHEZ L'ADULTE

Nombre d'adultes ont ce qu'on appelle un « gros ventre ». C'est parmi eux que l'on trouve, en rapport avec l'évolution, la morphologie abdominale la plus variée.

A la phase d'état (ou de résistance), le gros ventre présente un développement régulier et symétrique : les parties molles, très développées, donnent un *ventre rond* dans son ensemble. Lorsque les tuniques digestives subissent davantage les influences pathologiques, l'augmentation de volume se manifeste extérieurement par une forme plus accentuée : le ventre présente une ampleur, une proéminence

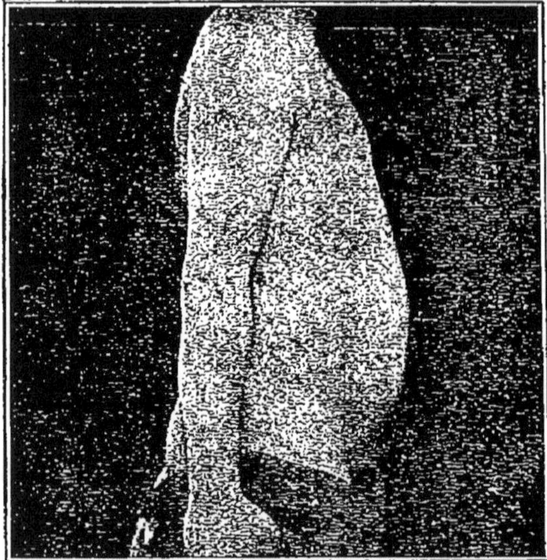

Fig. 8. — Ventre en tonneau. Profil, debout (1).

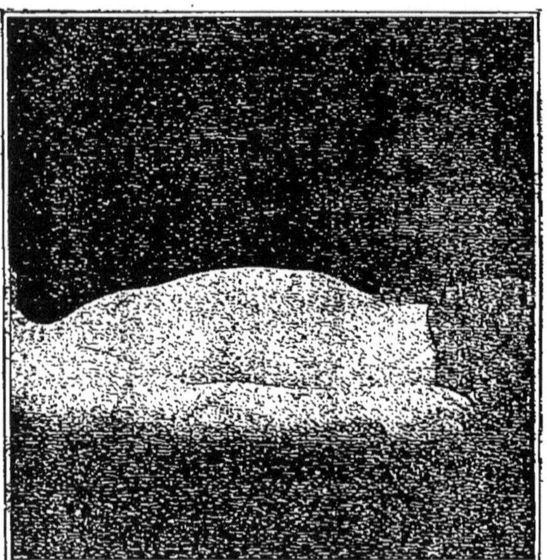

Fig. 9. — Ventre en tonneau. Profil, couché.

Le ventre, légèrement proéminent en avant, se tient bien, se modifie à peine dans la station debout ou couchée.

(1) Les figures 4 à 11 et 18 à 21 sont empruntées au Précis d'Exploration externe du tube digestif, de Chaillou et Mac-Auliffe (Paris, 1903).

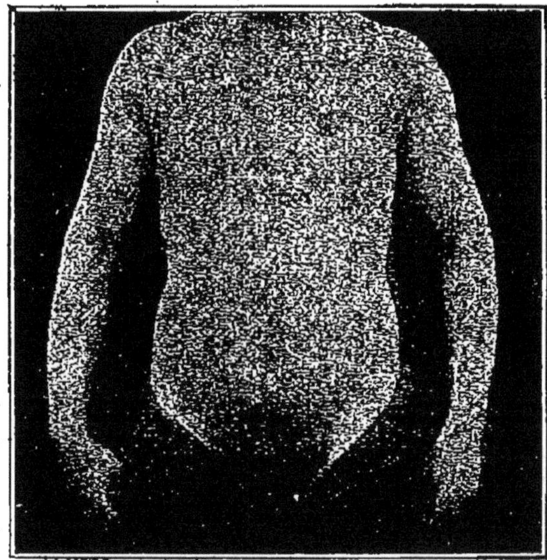

Fig. 10. — Ventre en tonneau.
Face, debout.

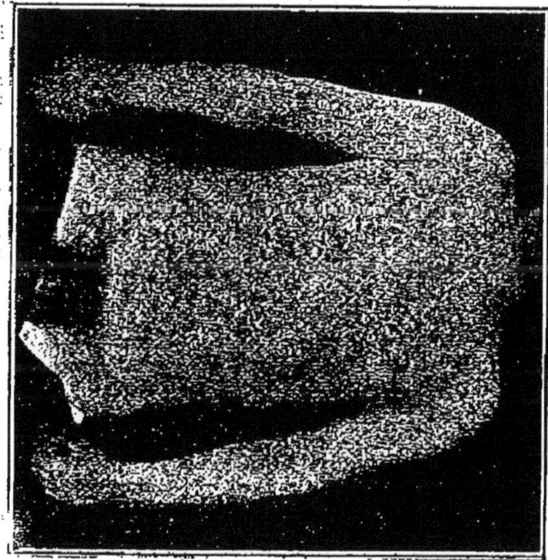

Fig. 11. — Ventre en tonneau.
Face, couché.

prépondérante dans la région ombilicale: c'est alors le *ventre en tonneau*. Ce ventre, plus ou moins volumineux et dont la forme générale peut varier suivant celle du squelette, est caractérisé par son invariabilité de forme : il reste identique à lui-même dans les deux stations debout et couchée, aussi bien à jeun qu'en état de digestion. Un ventre qui « se tient » ainsi indique une bonne tonicité digestive.

La période de déclin comprend plusieurs phases. Lorsque la vitalité et la résistance des tissus commencent à diminuer sensiblement, les premiers signes en apparaissent à la simple inspection dans la région épigastrique. Le sujet étant examiné debout, de face et de profil, on voit que la région épigastrique, autrefois puissante et arrondie, s'aplatit, s'affaisse, comme attirée par en bas, et que la saillie abdominale prédomine à la région sous-ombilicale ; si le malade se couche, le ventre s'affaisse, de façon que l'appendice xyphoïde et la symphise du pubis peuvent être réunis par une ligne presque droite : c'est le *ventre plat*.

A une phase plus avancée, la dépression épigastrique gagne les flancs pour descendre jusqu'au pubis; debout, de profil, il semble que la masse gastro-intestinale se détache du tronc et fasse effort sur la partie inférieure de la paroi antéro-latérale de l'abdomen, formant là une sorte de réceptacle en besace, que le malade porte devant lui : c'est le *ven-*

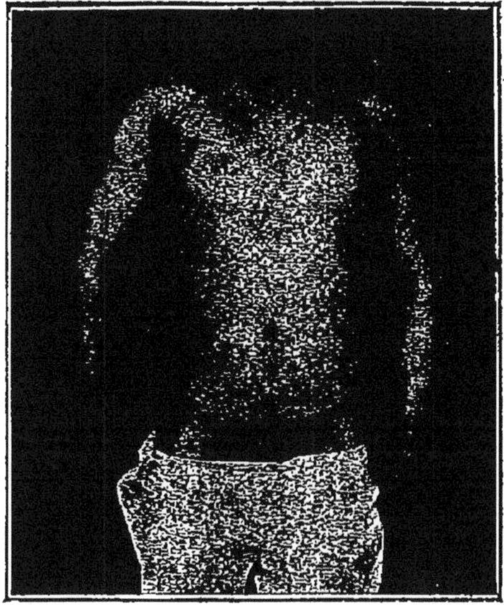

Fig. 12. — Ventre en bedaine. Face, couché.

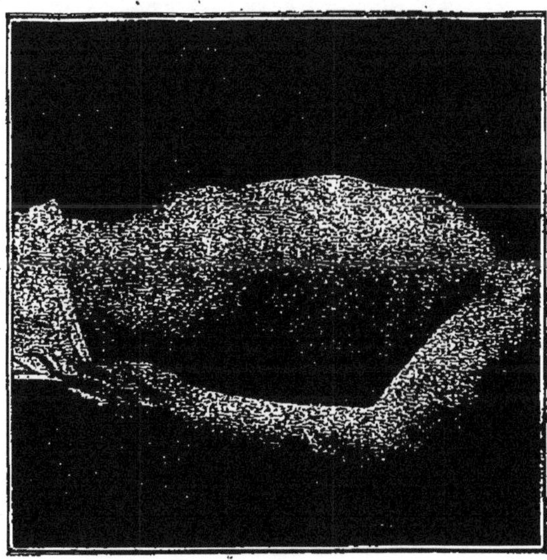

Fig. 13. — Ventre en bedaine.
Profil, couché.

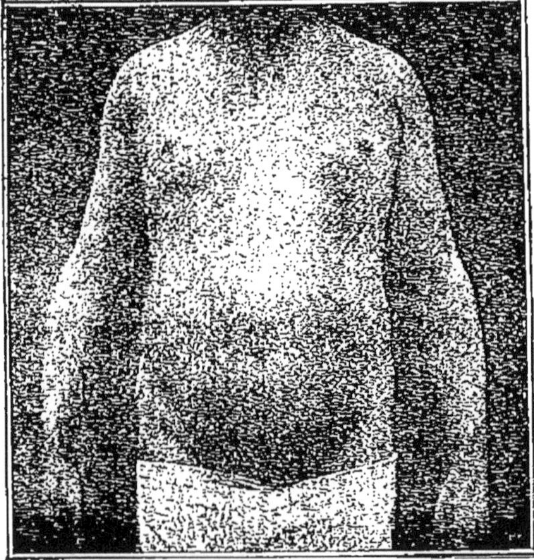

Fig. 14.— Ventre en bedaine. Face, debout.

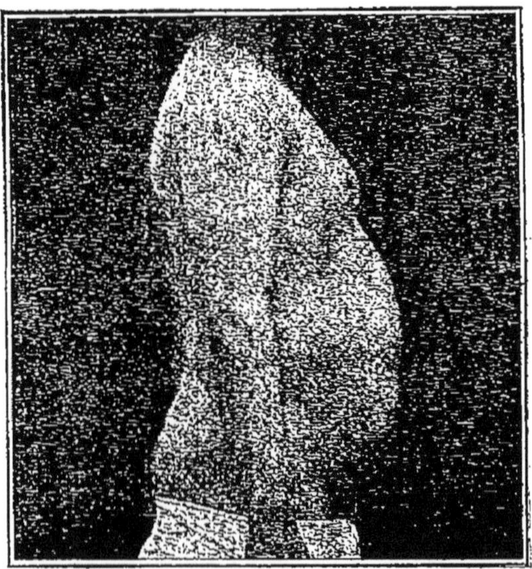

Fig. 15. — Ventre en bedaine. Profil, debout.

Debout, le ventre est proéminent en avant. Couché, il s'affaisse manifestement, mais ne s'étale pas encore sur les côtés.

tre en bedaine des Allemands; dans le décubitus horizontal, cette sorte de besace hypogastrique s'é-

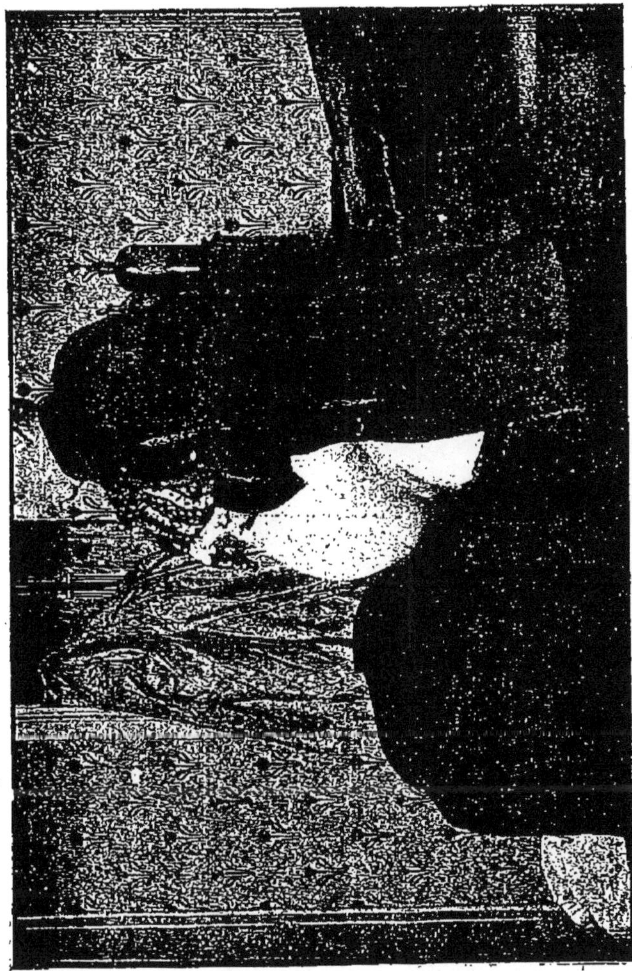

Fig. 16. — Ventre en tablier. Station debout. Profil. (Femme de 40 ans, n'ayant eu qu'une couche).

vanouit, par suite de l'affaissement de la masse abdominale : ces ventres mous forment une masse aplatie; certains, lorsque l'atrophie succède à une distension exagérée, s'étalent même sur les flancs, se mobilisent dans tous les sens au moindre mouve-

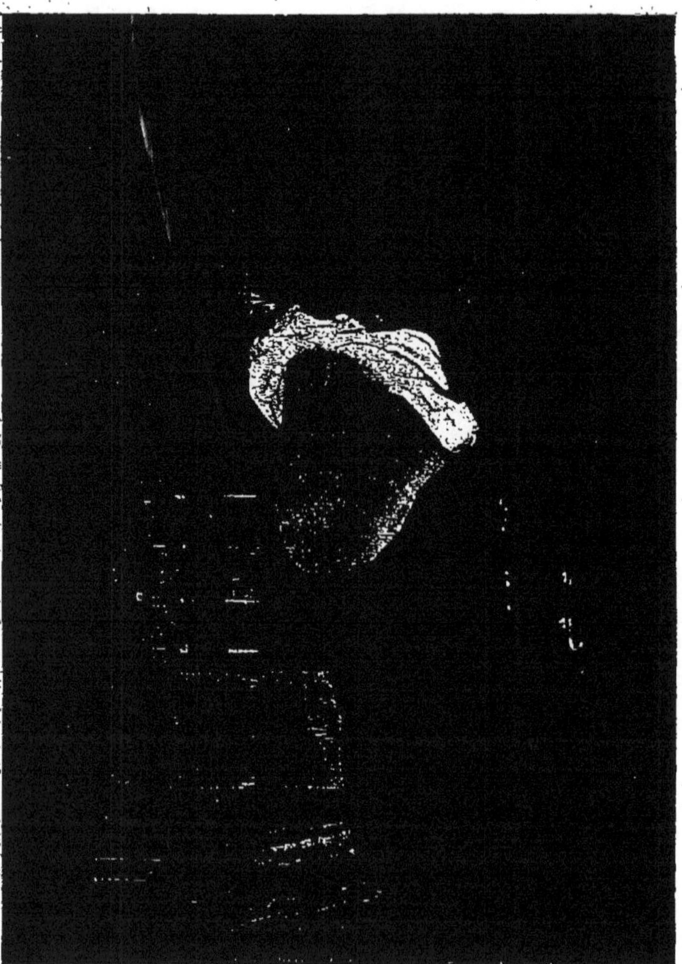

Fig. 17. — Ventre de batracien. Femme de 40 ans, décubitus dorsal. L'abdomen est encore proéminent dans la station couchée, mais l'effondrement des flancs est complet.

ment et donnent ce qu'on appelle le *ventre de batracien,* ventre sensiblement plus large en bas qu'à sa partie supérieure et tout à fait semblable au ventre mou et flasque qu'on voit dans l'ascite après la ponction.

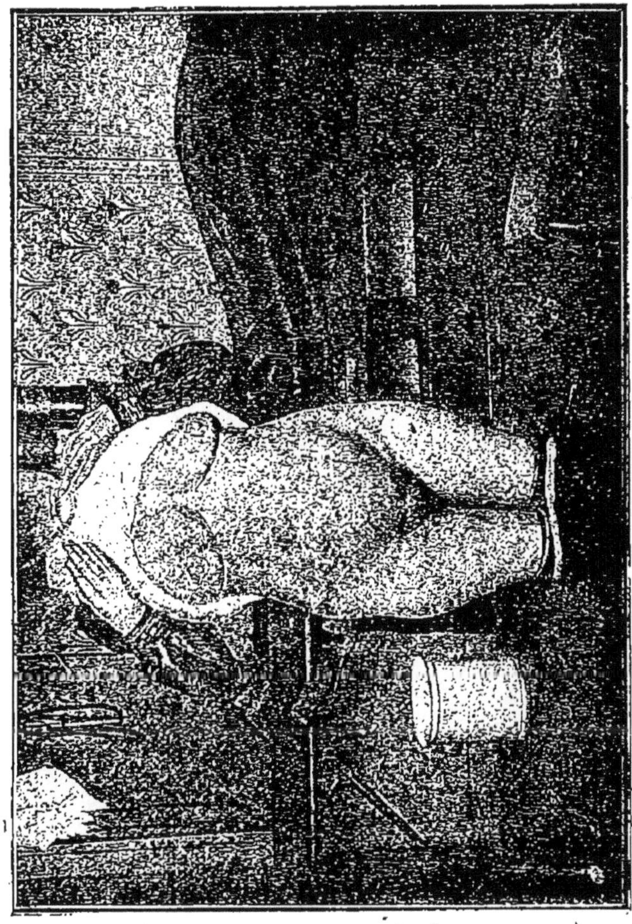

Fig. 18. — Ventre de batracien. Femme de 44 ans Station verticale.

Plus tard encore, dans la position couchée, une dépression se creuse au niveau de l'épigastre, la partie sous-ombilicale restant seule saillante. Le profil de ce ventre projeté sur un plan vertical donne une ligne courbe, dont l'aspect général, plus ou

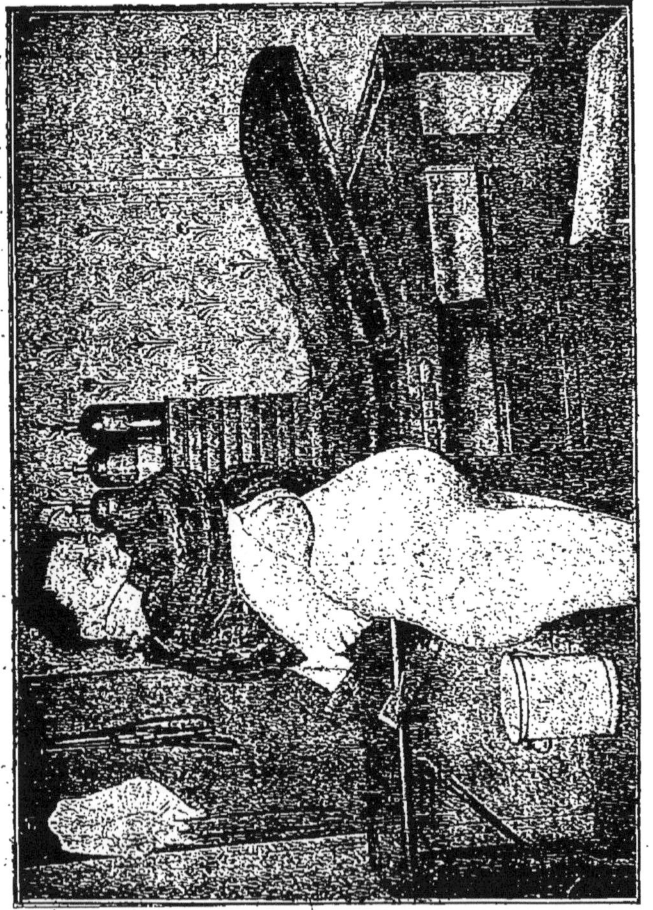

Fig. 19. — Ventre de batracien. Femme de 44 ans. Profil, station debout.

moins accusé, est celui d'un *S couché* ; le premier crochet à concavité tournée en haut répond à l'estomac et le second crochet à concavité tournée en bas répond à l'intestin grêle. Il n'est pas rare de voir un ventre plat ou même en S couché, présenter, debout, une forme encore régulière et arrondie, au lieu de

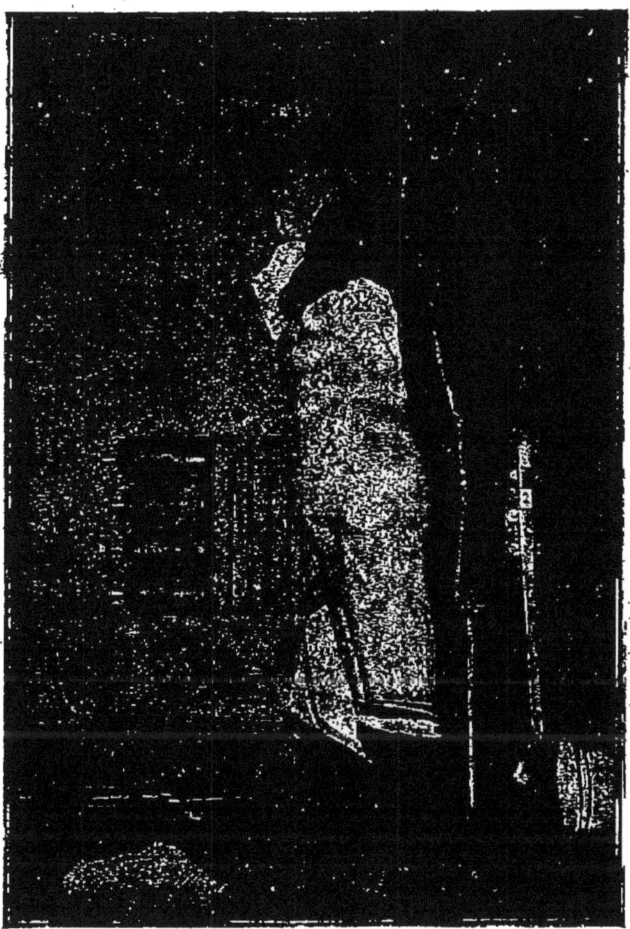

Fig. 20. — Ventre de batracien. Femme de 44 ans. Profil, position couchée.

présenter un méplat, parce que, dans la station verticale, les viscères déjà flottants subissent les effets de la pesanteur et se projettent en quelque sorte sur la paroi antérieure de l'abdomen.

Après l'affaissement de l'estomac, apparaît celui

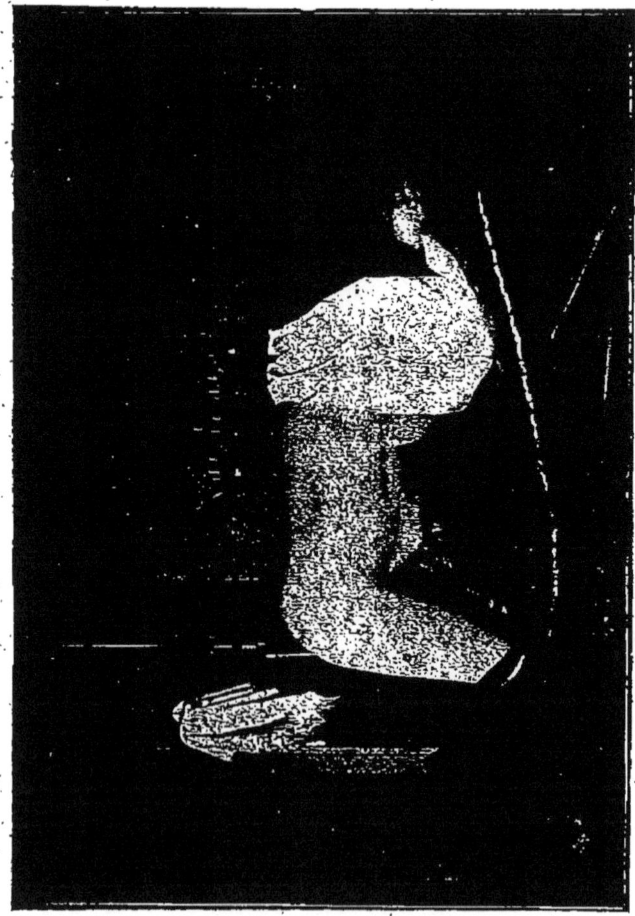

Fig. 21. — Ventre de batracien. Femme de 44 ans. Position génu-pectorale. Modifications morphologiques marquées dans les diverses positions.

du gros intestin : au creux épigastrique s'ajoutent des dépressions dans les fosses iliaques ; seule, la

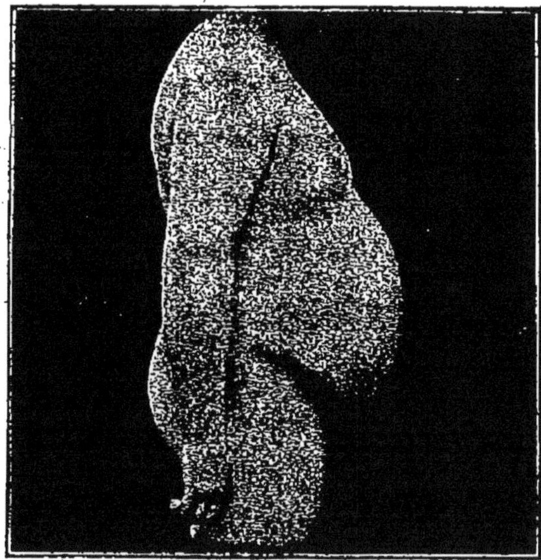

Fig. 22. — Ventre de batracien. Profil, debout.

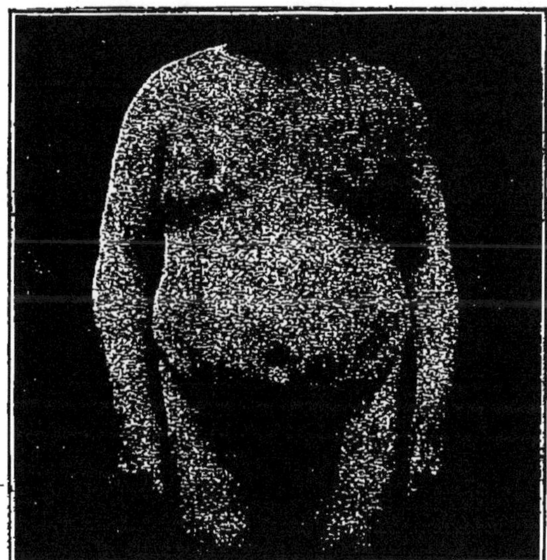

Fig. 23. — Ventre de batracien. Face, debout.
Le ventre est proéminent et tombant dans la station debout.

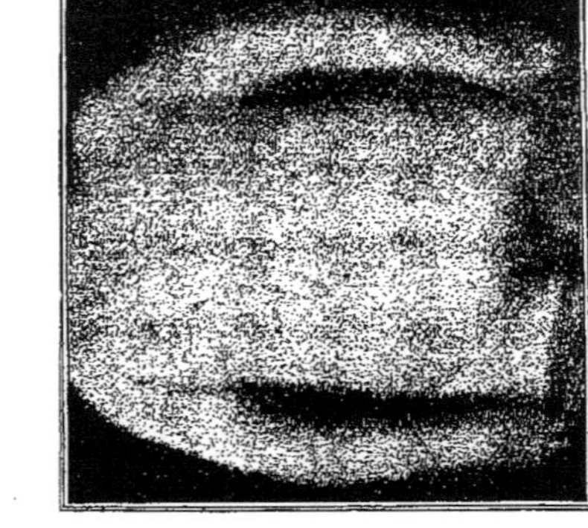

Fig. 24. — Ventre de batracien. Face, couché.

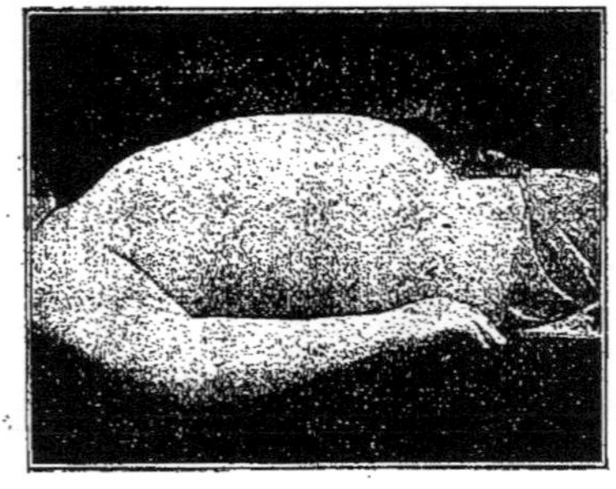

Fig. 25. — Ventre de batracien. Profil, couché.
Le ventre s'affaisse et s'étale sur les flancs dans la station couchée.

zone du grêle fait saillie; on a le *ventre en îlot,* formé par une saillie légère au niveau de l'ombilic, autour de laquelle court comme une rigole circulaire. Le changement d'attitude du sujet modifie alors très facilement la forme du ventre.

L'insuffisance du tube digestif se manifeste enfin au niveau du grêle lui-même, dont le rôle principal est l'absorption et qui fournit un travail mécanique moindre. Dans le décubitus horizontal, on a un ventre déprimé dans son ensemble : c'est le *ventre creux, en cuvette*. Avec l'amaigrissement progressif, les saillies osseuses apparaissent; après un certain degré d'atrophie des parties molles, la paroi abdominale antérieure semble s'accoler sur le rachis : on a alors le *ventre en bateau* des classiques. Dans la station verticale, à ces phases ultimes, il peut ne plus exister de saillie hypogastrique, par suite du degré d'atrophie prononcé des viscères; parfois, la paroi abdominale s'effondre et forme une sorte de tablier qui flotte, en certains cas, au-dessous du pubis : *ventre en tablier*. Il va de soi que les ventres d'un volume moins considérable ont des allures moins accentuées d'effondrement. C'est une question de degrés, que le clinicien saisira aisément.

Ces différentes sortes de ventres : rond, en tonneau, plat, de batracien, en S couché, en îlot, en cuvette, marquent des périodes de plus en plus avancées de l'effondrement abdominal. Tous ces aspects si variés ne se trouvent pas seulement chez l'adulte, mais

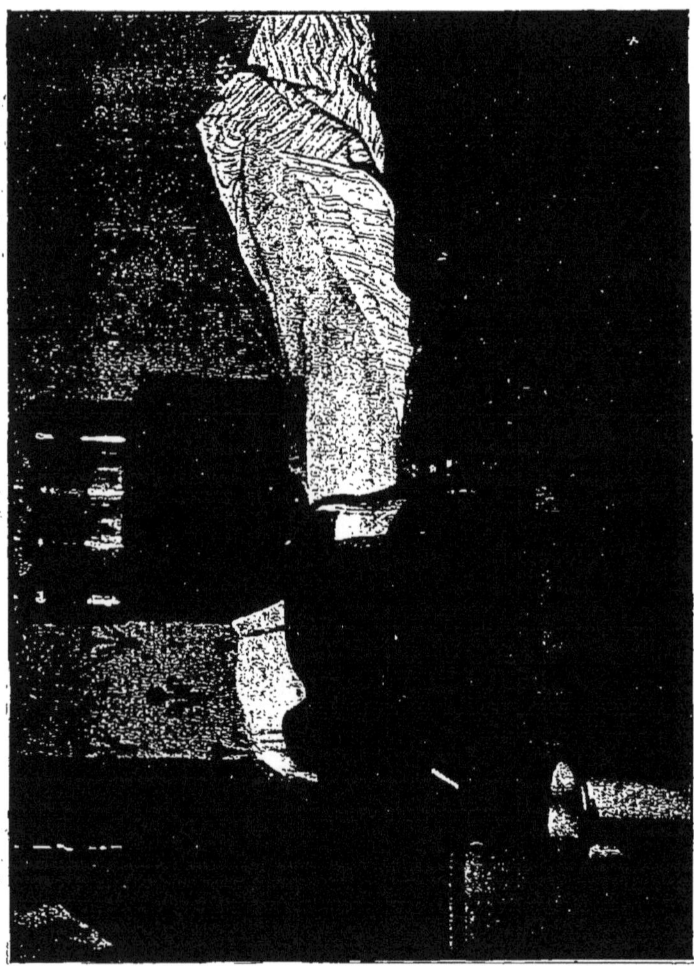

Fig. 26. — Ventre creux. Homme âgé de 35 ans. Les épines iliaques antéro-supérieures et le rebord costal sont très visibles. Le ventre est légèrement effondré dans son ensemble.

aussi chez l'enfant, dont le déclin peut être très avancé.

Toute une catégorie d'adultes n'ont jamais de « gros

ventre ». Pendant toute la période d'état, c'est-à-dire de santé relative, ces ventres, peu développés, qui

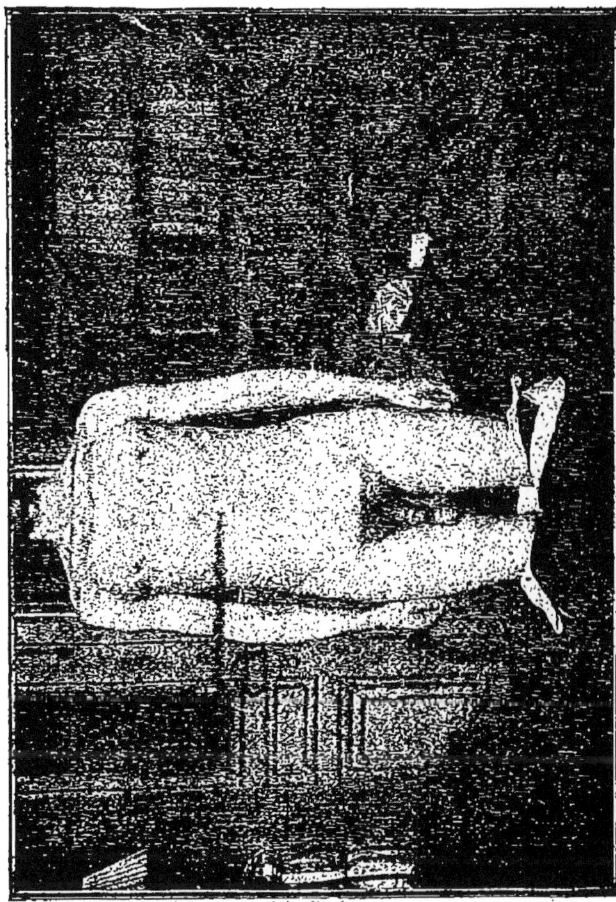

Fig. 27. — 33 ans. Station debout. Face. Ventre droit.

n'ont jamais subi de modifications externes pendant le nourrissage et l'enfance, conservent une forme normale immuable, quelle que soit la position et quelle que soit la phase de la digestion. Ce n'est qu'à la période de déclin, quand la maladie évolue depuis

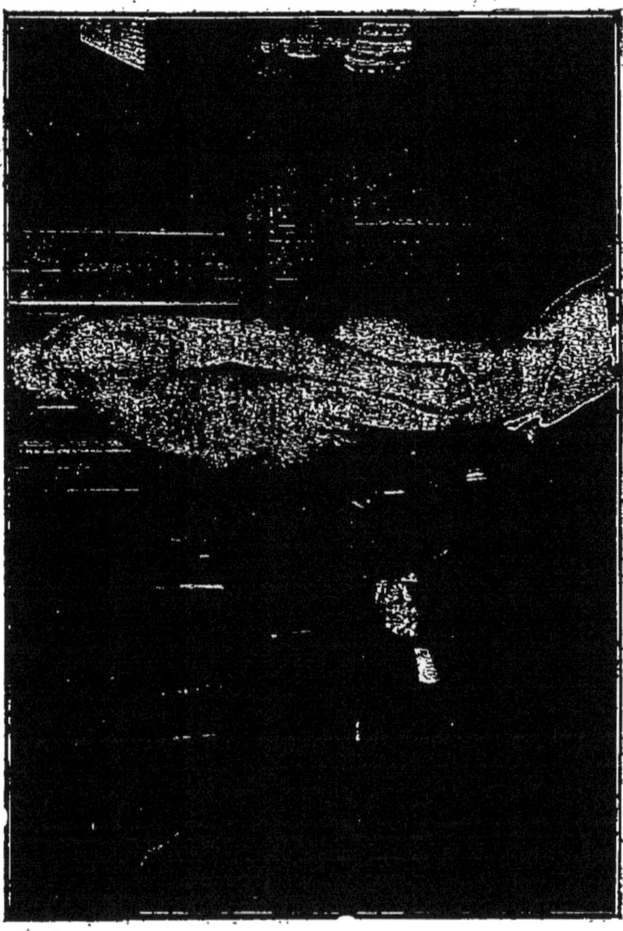

Fig. 28. — 35 ans. Profil. Station debout. Ventre droit.

plusieurs années, que la déchéance du tube digestif se traduit extérieurement ; alors, la paroi abdominale tend à s'affaisser en même temps qu'à se relâcher, et le ventre varie de torme suivant la position du malade : debout, le ventre est droit dans sa région

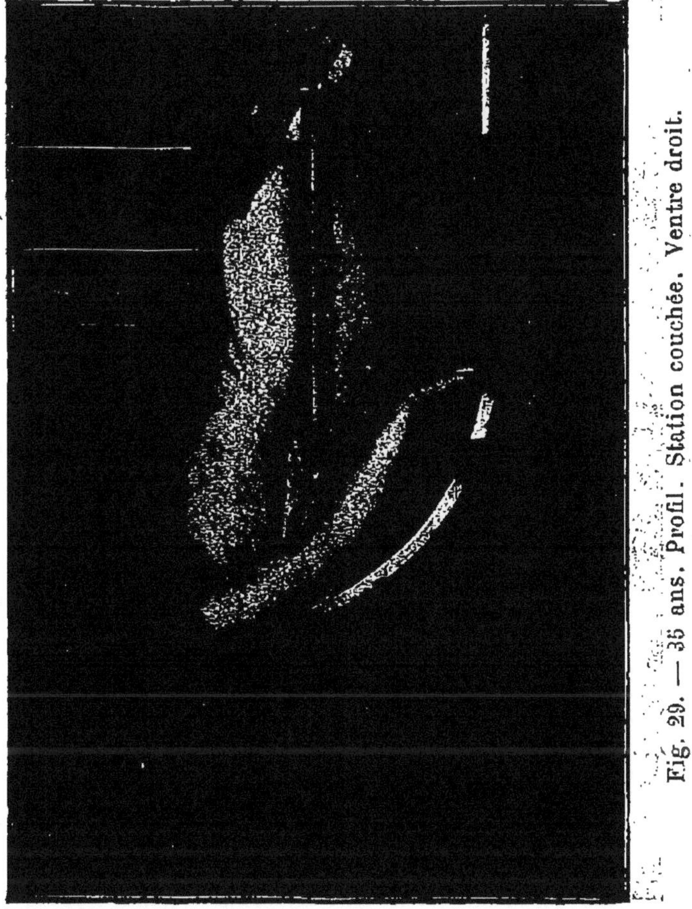

Fig. 29. — 35 ans. Profil. Station couchée. Ventre droit.

sus-ombicale et tendu, saillant, dans les régions sus-pubienne et iliaques; dans le décubitus horizontal, le ventre s'affaisse et devient plat, parfois plus ou moins excavé et limité de façon très apparente par les saillies osseuses du thorax et du bassin. Tel est le ventre de toute une catégorie de chronici-

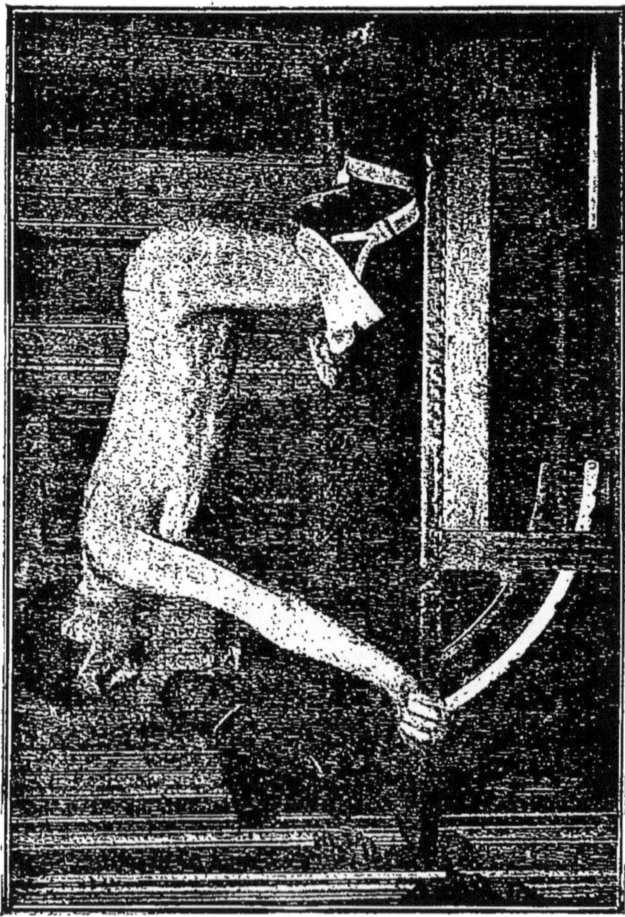

Fig. 30. — 35 ans. Position génu-manuelle.
Peu de modifications morphologiques dans les diverses positions.

tants, depuis le simple dyspeptique aux traits amaigris et au faciès décoloré jusqu'au cachectique par néoplasie.

Exemple (emprunté à Sigaud). — Voici une malade enceinte de cinq mois, qui se plaint d'une anorexie presque absolue. Dans la *position horizontale*, nous constatons une saillie globuleuse immédiatement au-dessus du pubis ; le reste de l'abdomen, en particulier l'épigastre, apparaît déprimé, plus ou moins creusé ; le rebord costal et les crêtes iliaques très saillantes paraissent délimiter une surface en creux, à la partie inférieure de laquelle s'isole en saillie le globe utérin. Avec la *station debout*, le tableau change du tout au tout : la saillie sus-pubienne disparaît pour se fondre dans une masse abdominale dont la rondeur croît régulièrement de haut en bas, de l'épigastre au pubis, et entraîne l'effacement de toutes les crêtes osseuses.

C'est ainsi que l'inspection pure et simple, *pratiquée dans des attitudes différentes*, révèle la flaccidité extrême de toute une masse gastro-intestinale qui, *dans la station verticale*, vient se projeter en bas et en avant et donner l'illusion d'un gros ventre, et, dans le *décubitus horizontal*, s'étale et s'affaisse, laissant la paroi abdominale recouvrir le globe utérin à la façon d'un mouchoir jeté sur une bille de billard.

Il n'est pas rare de voir ces ventres peu développés présenter, derrière une paroi abdominale mince et fragile, le dessin en relief et en creux alternatifs des contractions péristaltiques de l'estomac et de l'intestin grêle ; ces ventres gardent alors, que le malade soit couché ou debout, une forme généralement arrondie, qu'ils doivent à un certain degré d'irritabilité avec état congestif.

C'est dans cette catégorie de malades que l'on trouve — pendant la digestion — un signe fréquent, banal : le *gonflement épigastrique*, c'est-à-dire le développement brusque de la cavité gastrique immédiatement après le repas, sous l'excitation de l'aliment ; ce gonflement, chez ces malades, est tout à fait irrégulier ; il peut apparaître et disparaître du jour au lendemain, voire même d'un repas à l'autre. Ce gonflement intermittent s'explique par une excitation un peu violente d'un tube digestif fragile : sous cette excitation, due à un motif quelconque, la cavité gastrique — impuissante à réagir — se laisse immédiatement distendre d'une façon démesurée ; cet état d'hyposthénie du tube digestif est ordinairement passager, de courte durée. Parfois, le gonflement ne se limite pas à l'épigastre et envahit l'abdomen tout entier : c'est le *ballonnement post prandium*, qui reconnaît la même cause et comporte la même signification.

SIGNES DIVERS
FOURNIS PAR L'INSPECTION ABDOMINALE

État de la peau. — La peau peut être lisse, cireuse et luisante, quand il y a de l'œdème; sèche, terne, et couverte d'écailles furfuracées, si le malade est atteint de diabète maigre.

Parfois, la peau est complètement ridée; pour Glénard, les grandes rides concentriques à l'ombilic et formant un arc de cercle au niveau du pubis et des plis inguinaux vont de pair avec l'entéroptose.

La constatation de *vergetures* permet de dépister des grossesses antérieures. Le nombre et les dimensions de ces marques de distension donnent une idée des désordres mécaniques et peut-être trophiques (Kirchstein, Cerné) qu'a pu causer la grossesse. Les vergetures ne sont pas d'ailleurs, comme on le croit souvent, pathognomoniques de la grossesse; on peut, en effet, les observer même chez l'homme, chez les obèses en particulier. Elles caractérisent une distension brusque et excessive du contenu abdominal et, dans l'immense majorité des cas, une distension rapide et épisodique du tube digestif; elles renseignent donc sur l'évolution du tube digestif.

Les arborisations dessinées sous la peau par les *veines sous-cutanées dilatées* sont intéressantes à noter. On sait que le développement des veines abdominales sous-cutanées traduit la gêne de la circulation veineuse intra-abdominale. L'examen de ces territoires veineux superficiels a montré à MM. Gilbert et Villaret que des territoires distincts peuvent être attribués aux trois grands systèmes veineux du thorax et de l'abdomen : système porte et systèmes cave supérieur et inférieur; ils ont montré qu'en précisant la topographie des circulations veineuses supplémentaires de la paroi thoraco-abdominale antérieure, on peut contribuer au diagnostic de différentes affections, notamment des affections hépatiques. — On voit parfois des varices des veines épigastriques partir des régions inguinales et former sous la peau des cordons bleuâtres; Ott a observé ces varices chez plusieurs malades entéroptosiques et il en rapporte la cause à la gêne de la circulation en retour des veines cave et iliaques, par le fait des conditions anatomiques de l'entéroptose.

On peut noter, parfois, quelques éruptions caractéristiques, telles que les *éphélides*, que Glénard considère comme des « stigmates hépatiques », et qu'on voit le plus souvent rangées en série linéaire transversale à la ceinture, presque toujours à la partie gauche du tronc. On peut noter aussi les excoriations causées par le grattage dans le prurit des ictères.

Mouvements péristaltiques. — Chez les sujets très

maigres, on peut voir les mouvements péristaltiques de l'estomac onduler lentement sous la peau ; ce péristaltisme visible n'implique pas nécessairement une sténose pylorique. Nous avons constaté également, à diverses reprises, chez des sujets dont la peau était très amincie, la visibilité de la petite et de la grande courbure de l'estomac, due à leur déplacement de haut en bas et de bas en haut pendant les mouvements respiratoires.

L'inspection permet de relever un phénomène assez fréquent dans le cas d'estomac en sablier : celui du *durcissement intermittent* et de l'*agitation péristaltique ;* lorsqu'on note un durcissement intermittent limité à la partie gauche de l'estomac ou des ondulations péristaltiques qui s'arrêtent à gauche de la ligne médiane, ne dépassant pas la ligne blanche, ces signes accuseraient les contractions de la poche cardiaque en lutte contre l'obstacle médio-gastrique.

Battements épigastriques. — Quelquefois, on constate à l'inspection — chez les sujets à paroi abdominale mince et lâche, chez la femme après l'accouchement, chez les neurasthéniques, dyspeptiques et amaigris, en général chez tous les sujets dont le ventre s'excave dans la station couchée — des battements très nets à la région épigastrique : c'est tantôt une ondulation générale de l'épigastre, tantôt une légère pulsation. Ces battements, isochrones au pouls, et qui souvent ne sont appréciables qu'à la palpation, sont dus aux pulsations de l'aorte abdominale. Ces pulsations aortiques sont plus souvent observées dans la station couchée que dans la station debout; elles sont exagérées par toutes les causes qui augmentent, d'une manière transitoire ou continue, l'activité du cœur. Leur énergie, souvent gênante chez les sujets nerveux, est attribuée, par Douglas Powell, à un trouble vaso-moteur déterminant la diminution de la tonicité vasculaire.

Mais ces pulsations peuvent encore être dues à un anévrisme de l'aorte abdominale. Elles peuvent être dues aussi au cœur lui-même, abaissé et hypertrophié (emphysème pulmonaire) : le choc précordial empiète ici sur l'épigastre, par suite de l'hypertrophie du ventricule droit.

PALPATION DE L'ABDOMEN

L'abdomen se présente à l'observateur dans des conditions tout à fait favorables à l'exploration manuelle. « Le malade étant complètement étendu sur le dos et en état de résolution musculaire absolue, le médecin a devant lui une surface abdominale libre de toute entrave, idéalement propice à l'observation externe sous toutes ses formes. » (Sigaud.)

Non seulement il faut relever, par la palpation superficielle, « des notions que leur banalité fait trop souvent négliger : celles de météorisme, sensibilité anormale, ventre dur, ventre mou, etc. » (Glénard), mais il faut encore relever, par la palpation profonde, les signes objectifs concernant le tube digestif lui-même : anomalies de sensibilité, de calibre, de contenu, de tension, de situation et de fixation. C'est cette palpation méthodique de l'abdomen que nous allons étudier, en laissant de côté toutes les variétés de tumeurs ou d'épanchements susceptibles d'être diagnostiquées par la palpation.

Technique du palper de l'abdomen.— Le sujet doit

toujours être examiné dans deux positions : d'abord couché, ensuite debout.

Le malade se place soit sur un lit — qui doit être assez bas et assez large pour que le médecin puisse s'asseoir au côté droit de son malade —, soit sur une chaise longue, également assez large pour permettre au médecin de s'asseoir, et assez longue pour que les pieds du malade ne la dépassent pas. Le malade est étendu commodément sur le dos, bien allongé, sans cambrure aucune, la tête et les épaules légèrement relevées par un coussin un peu dur, les bras allongés le long du corps, les avant-bras fléchis sur les bras, de façon que les mains, reposant sur les épaules ou le haut de la poitrine, ne gênent pas le médecin; il s'efforce de détendre complètement ses muscles et respire tranquillement.

Il est inutile de faire écarter et fléchir les jambes au malade, position qu'on exige généralement, sous prétexte de mieux relâcher les muscles de la paroi abdominale antérieure; au contraire, cette position provoque des contractions musculaires fort gênantes pour le médecin et elle l'oblige à prendre une position incommode. Après Glénard et Sigaud, nous insistons donc pour que les jambes du malade soient étendues, afin que la résolution musculaire soit complète et que le médecin ait le libre jeu de ses bras.

Le médecin s'assied sur le bord droit du lit ou de la chaise longue, à la droite du malade, dont il regarde la tête, et dont il découvre l'abdomen depuis le pubis jusqu'aux sillons sous-mammaires. Le palper doit être doux, léger, de façon à ne pas exciter la contraction des muscles de la paroi abdominale; « à cet effet, la main doit, autant que possible, rester dans l'axe de l'avant-bras; l'avant-bras doit, par conséquent, se mouvoir dans le plan du malade; de plus, il doit être fléchi à angle obtus, presque à angle droit sur le bras, et celui-ci doit être à peine écarté du tronc; aucun effort inutile, pouvant nuire à la délicatesse du toucher, ne doit intervenir dans la position des mains » (Glénard). Les mains seront à une température suffisante pour ne pas impressionner désagréablement le malade et il faudra, au début du palper, toujours procéder avec ménagement : il est, par exemple, des cas où le moindre frôlement du flanc droit peut provoquer des crises nerveuses.

L'examen doit être conduit suivant une méthode toujours identique.

On pratique d'abord le palper superficiel, ensuite le palper profond.

PALPATION SUPERFICIELLE

Elle permet d'apprécier : 1° les caractères physiques de la paroi abdominale et les modifications de la *sensibilité abdominale ;* 2° la *tension abdominale.*

I

Le palper superficiel permet tout d'abord d'apprécier les *caractères physiques de la paroi abdominale :* épaisseur, consistance, sensibilité. Le clinicien peut tirer parti de ces caractères ; dans nombre de cas, ils lui indiquent par avance la nature des faits qu'une palpation profonde va découvrir et préciser.

La paroi se compose de deux parties bien distinctes : la couche graisseuse sous-cutanée, et les muscles. L'*épaisseur de la couche graisseuse* est facile à apprécier en faisant sur la paroi un large pli, que l'on pince entre le pouce et les autres doigts ; ce tissu graisseux, absent chez beaucoup de sujets, prend parfois des proportions considérables, au point de paraître constituer presque à lui seul la paroi ; c'est ce qui se produit chez les individus qui ont commencé de bonne heure à faire de la dégénérescence graisseuse : la graisse a envahi tout l'organisme, mais particulièrement la région abdominale.

Les muscles antérieurs de la paroi abdominale peuvent gêner l'exploration profonde lorsqu'ils sont volumineux ; mais ils peuvent s'opposer à tout examen sans être pour cela très développés : ils sont parfois, en effet, en état de contraction permanente ; c'est là le signe d'une hyperexcitabilité abdominale généralisée; ces ventres contracturés, que Sigaud appelle des *ventres fermés*, indiquent beaucoup plus une faiblesse irritable qu'une bonne tonicité musculaire ; nous les avons rencontrés assez fréquemment chez les adolescents. Il est des malades chez lesquels la sensibilité exagérée d'un organe sous-jacent provoque, dès l'approche de la main, une contracture des muscles de la paroi. Normalement, les muscles sont souples. Souvent, chez des individus ayant maigri rapidement, chez les vieillards, les femmes ayant eu des grossesses multiples, la paroi abdominale devient molle et relâchée. Elle peut présenter une consistance œdémateuse chez les sujets cachectiques : la pulpe des doigts qui palpent laisse une empreinte qui s'efface lentement. Enfin, elle peut présenter un amincissement extrême.

Sensibilité abdominale. — La palpation superficielle permet d'apprécier s'il existe de l'hyperesthésie cutanée, signe qui présente un grand intérêt.

Les hyperesthésies superficielles de l'abdomen (qui ont été décrites par Head) n'occupent pas de zones bien définies; le plus souvent, elles forment des zones de dimensions variables, depuis celle d'une pièce de 50 centimes jusqu'à celle d'une pièce de cinq francs ; elles sont habituellement ovalaires ; il est rare qu'elles forment des bandes à disposition radiculaire, sauf au niveau du thorax. — La plus importante des hyperesthésies superficielles de l'abdomen est celle qui accompagne les lésions appendiculaires : c'est la *zone de Mac Burney*. Selon Meisel, cette zone est une plaque mal limitée, située sur la ligne de Mac Burney ; d'après lui, cette plaque n'est autre que le district cutané correspondant au segment médullaire auquel se rendent les nerfs sensitifs du segment iléo-cæcal, y compris l'appendice ; cette explication est très vraisemblable. — Il peut y avoir *hyperesthésie superficielle localisée à l'épigastre :* le plus léger contact détermine une vive douleur à l'épigastre, sans que les autres régions de l'abdomen présentent une sensibilité anormale. Pour Pron, cette hyperesthésie superficielle est en rapport avec une affection gastrique à l'état aigu ; il est plus exact de penser que ces plaques, plus ou moins nettement limitées, d'hyperesthésie épigastrique ne donnent aucune indication sur la nature de l'affection gastrique ; elles révèlent surtout un état névropathique et sont, le plus souvent, un signe de suggestibilité. Chez les femmes atteintes de ptose, de tous les organes abdominaux (déséquilibrées du ventre), la moindre pression détermine dans n'importe quelle région de l'abdomen une vive douleur, mais qui a son maximum à l'épigastre, à l'hypogastre et latéralement à l'ombilic. Cette hyperesthésie, qui est à la fois superficielle et profonde, provient de tous les centres sympathiques abdominaux (Pron). — Enfin, il peut y avoir hyperesthésie cutanée de tout l'abdomen sans localisation : l'hypersensibilité est aussi prononcée à l'ombilic que dans les flancs, à l'épigastre qu'à l'hypogastre. La palpation profonde est alors impossible, car la sensibilité douloureuse porte non seulement sur les plexus abdominaux, mais encore sur tout le système sympathique superficiel et profond.

Il n'est pas très rare de rencontrer cette hyperesthésie sympathique généralisée ; on la trouve aussi bien chez les hommes que chez les femmes; mais il s'agit le plus souvent de femmes jeunes, chez lesquelles la palpation de l'abdomen produit la douleur en tous les points ci-dessus signalés, en l'absence même de troubles gastriques ou intestinaux, et chez lesquelles la pression des autres régions sympathiques produit également une douleur très accusée : points mammaires (le gauche surtout) ; points cervicaux (trois de chaque côté du cou, répondant aux trois ganglions du sympathique cervical), points intercostaux (sur la ligne d'émergence des filets perforants), points scapulaires (à la pointe de l'omoplate, à gauche surtout), point de la nuque, point coccygien, etc... La pression en ces divers points d'hyperesthésie peut déterminer des crises convulsives chez certains malades; on appelait autrefois ces points des zones hystérogènes. En même temps que ces hyperesthésies sympathiques provoquées, ces malades présentent des douleurs spontanées et des troubles divers : spasme de l'œsophage, fausse angine de poitrine, vertiges, rachialgie, etc... Il s'agit évidemment là de *troubles purement fonctionnels*.

II

Le palper superficiel permet d'apprécier la *tension abdominale*. Ce signe objectif s'offre naturellement à l'observation du clinicien dès qu'il pose les mains sur l'abdomen ; ce signe traduit la vitalité du tube digestif et l'objective jusque dans ses moindres variations ; c'est un signe complexe, d'une analyse délicate.

Tension abdominale. — La main de l'observateur qui palpe l'abdomen éprouve, en cherchant à apprécier la consistance du contenu abdominal, une sensation de tension. Cette *tension abdominale* — c'est ainsi qu'il est convenu de l'appeler — est déterminée par un ensemble très complexe de facteurs extra et intra-viscéraux ; parmi ces derniers se rangent : la pression intra-viscérale due à l'état de résistance des tuniques des viscères creux, la consistance des viscères pleins, la tension de la paroi abdominale, et surtout la pression exercée par l'air et les gaz contenus à l'intérieur des viscères creux ; c'est, essentiellement, cette dernière tension intra-viscérale que le médecin apprécie par le palper superficiel.

En 1899, Glénard a donné de la tension abdominale la définition suivante : « La tension abdominale est l'expression de ces forces qui, à l'état normal, proportionnent assez exactement la cavité abdominale avec son contenu pour que l'abdomen ait une consistance élastique, homogène, et conserve sa forme, quel que soit le décubitus. » Cette définition, trop complexe, a le défaut — ainsi que l'ont fait remarquer Mac-Auliffe et Riva — d'envisager seulement la tension abdominale normale ou physiologique et de faire, des rapports existant entre la grandeur de la cavité et le volume de son contenu, le principe de l'équilibre abdominal ; elle correspond aussi à la mise en activité d'une force abstraite et non au déterminisme d'un phénomène physiologique.

Pour Sigaud, l'expression : tension abdominale, est l'équivalent de : tonicité des voies digestives. C'est, autrement dit, l'ensemble des qualités physiques des viscères creux de l'appareil digestif contenus dans l'abdomen, telles que les révèle le palper superficiel ; ces qualités physiques sont déterminées par l'état de tonicité des tuniques des viscères.

Il ne nous serait pas possible de contrôler par nos sens la tonicité viscérale, s'il n'existait à l'intérieur de l'estomac et des intestins une atmosphère gazeuse (air ingéré avec les aliments, gaz divers) qui remplit toute la lumière de ces organes. Grâce à leur tonicité, les tuniques de ces viscères résistent dans une mesure proportionnelle à l'augmentation de cette pression gazeuse intra-viscérale ; elles ne se laissent distendre d'une manière passive que si leur vitalité est amoindrie ; si, au contraire, la pression intra-viscérale diminue, les tuniques reviennent sur elles-mêmes en vertu de leur tonicité propre, mais sans s'accoler. Donc, le tonus musculaire des tuniques digestives maintient la béance permanente de la cavité et s'oppose à un accroissement trop considérable de ses dimensions. On comprend aisément que, dans ces conditions, l'état de tonicité de ces tuniques, c'est-à-dire la tension abdominale, détermine la forme du ventre et les diverses sensations fournies par le palper abdominal, en dehors du moins de cas exceptionnels, tels que tumeurs, épanchements péritonéaux liquides ou gazeux, etc.

Puisque la tension abdominale est fonction de la tonicité des tuniques digestives bien plus que de la tension gazeuse intra-viscérale, elle variera avec la vitalité des viscères creux digestifs, dont elle reflète les fluctuations, et le palper, en enregistrant ces variations, indiquera la mesure de la vitalité digestive.

Le tonus ou ton, disait Littré, est l'état de rénitence et d'élasticité de chaque tissu (1). La tension abdominale se décompose en deux éléments, bien disso-

(1) Littré, *Dictionnaire de Médecine ;* article : *Ton* (J.-B. Baillière et Fils).

ciés par Léon Vincent (de Lyon) : la *rénitence* et l'*élasticité*, appréciables au palper. La rénitence est mesurée par le degré de résistance opposée aux efforts d'écrasement; l'élasticité est la propriété en vertu de laquelle la forme momentanément altérée se ressaisit avec plus ou moins d'instantanéité. L'état de *souplesse* englobe ces deux qualités physiques ; un ventre souple est celui qui offre une certaine résistance à la main qui le comprime, cède, puis revient facilement sur lui-même quand la compression a cessé ; l'élasticité est beaucoup plus facilement appréciable que la rénitence.

Il y a en quelque sorte antagonisme entre la rénitence et l'élasticité; ces deux qualités ne suivent pas un développement parallèle : à l'état de santé, elles sont de valeur égale chez l'adulte, mais dans l'enfance il y a prédominance de l'élasticité sur la rénitence ; cette dernière augmente en général avec l'âge, pendant la période d'accroissement ; chez le vieillard, l'élasticité est diminuée et la rénitence conservée. Ces deux qualités physiques varient également avec le sexe : l'élasticité prédomine chez la femme, la rénitence chez l'homme, et avec les individus : l'individu fort, vigoureux, bien musclé, a un ventre rénitent ; l'individu débile, aux membres grêles, a un ventre élastique (voir les observations ci-annexées). De même, la maladie dissocie étonnamment ces deux qualités de la tension abdominale ; la diminution franche de l'élasticité dénonce une asthénie digestive résultant d'une cause accidentelle qui annihile momentanément et partiellement la puissance digestive (état subaigu de Sigaud); le défaut de rénitence est le signe d'un épuisement lent et progressif de la vitalité du tube digestif (état chronique).

La recherche de la tension abdominale par le palper superficiel permet d'éprouver parfois des sensations bien caractérisées. Ainsi, la rénitence et l'élasticité peuvent manquer presque complètement, et l'on a ce que Sigaud a appelé le *ventre pâteux :* la main a l'impression de se promener sur un amas de « chiffons mouillés » ou de ces pâtes molles qu'on vend dans les foires. Il existe, d'ailleurs, des formes multiples de « ventre pâteux », depuis l'effondrement complet ou *ventre vide* jusqu'au ventre dont la consistance est à peine modifiée, en raison de sa densité. Le « ventre vide » se trouve surtout chez les sujets maigres; on a véritablement la sensation bien spéciale qu'il n'existe plus rien dans la cavité abdominale et que la main exploratrice, en appuyant, accole la paroi antérieure sur la paroi postérieure; cet état implique la perte de toute tonicité intestinale. Dans les états accidentels, au contraire, comme dans l'embarras gastrique apyrétique, l'élasticité est seulement affaiblie et le ventre perd sa consistance pâteuse dès que les tuniques viscérales ont repris leur tonicité.

Dans un grand nombre d'états aigus fébriles (certaines formes de la fièvre typhoïde, maladies éruptives, etc...), la tension est très élevée, le ventre est distendu, météorisé.

Au cours d'une phase digestive, l'abdomen peut se laisser distendre; il y a alors contraste entre l'élasticité encore suffisante et la rénitence d'une faiblesse extrême; on a ce que Sigaud a appelé le « *ventre de baudruche* ».

Plus la tonicité digestive s'épuise, plus les tuniques viscérales s'affaissent et s'atrophient : la rénitence s'atténue de plus en plus ainsi que l'élasticité (« *ventre mou* »).

A la période terminale de l'inertie digestive, l'élasticité abdominale est si rudimentaire que la trace de la main persiste en creux : c'est le godet de l'œdème. Ce nouvel état objectif, *le ventre œdémateux*, est le signe de la cachexie générale et, en particulier, de l'épuisement de la vitalité du tube digestif; c'est le signe de l'agonie de la tunique digestive.

Il y a parfois accroissement de la tension abdominale : la rénitence est telle que le ventre, tendu dès le premier contact, empêche la main de déprimer la paroi; ces « ventres fermés », chez lesquels toute palpation profonde est impossible, indiquent de la part des tuniques digestives une réaction de compensation, une irritabilité vitale de bon augure. (Sigaud.)

Technique. — *Recherche de la tension abdominale.* — La recherche de la tension se fait en appuyant les deux mains à plat sur l'abdomen, de chaque côté et un peu au-dessous de l'ombilic, en pressant alternativement avec chaque main.

Quand la rénitence seule diminue, la main ressent une tension moins forte et éprouve, à la pression, une moins grande résistance.

PALPATION PROFONDE

La palpation profonde de l'abdomen permet d'apprécier :

1° la sensibilité profonde des organes digestifs ;

2° l'état particulier des viscères (caractères, situation et dimensions).

I. — SENSIBILITÉ ABDOMINALE

Les modifications de la sensibilité abdominale (consistant en hyperesthésie ou en hypoesthésie) qu'une palpation profonde permet de constater ont plus d'importance que celles qui portent sur les parois de l'abdomen ; elles ne s'accompagnent pas nécessairement de troubles de la sensibilité superficielle.

Certains points et zones de l'abdomen ont été décrits comme ayant une valeur particulière pour la recherche de la *sensibilité profonde*. Ce sont : le point épigastrique, le point mésentérique supérieur, le point mésentérique inférieur, la zone promontorienne, les points iliaques droit et gauche, et le point cystique. Normalement, la pression en ces divers points ne provoque pas de douleur, mais, au cours des affections — même légères — du tube digestif, l'hyperesthésie apparaît.

Au lieu d'hyperesthésie profonde et superficielle, il peut y avoir *hypoesthésie* ou *anesthésie* complète, superficielle et profonde. Ces troubles sont plus rares que l'hyperesthésie ; ils se rencontrent surtout chez les tabétiques et les diabétiques. — Pron insiste sur ce fait que, chez les vieux dyspeptiques, dont l'estomac est en fort mauvais état fonctionnel et physique, c'est-à-dire dilaté, ptosé, avec évacuation très retardée, fermentations, etc., et qui sont à demi cachectiques, on constate quelquefois une *insensibilité complète* du creux épigastrique à la pression. A force d'être irrité, le plexus solaire est devenu insensible, la longue série des excitations a épuisé son excitabilité. Parallèlement à cette anomalie objective locale, les malades éprouvent peu de troubles subjectifs gastriques; ils souffrent à distance de leur dyspepsie : névralgies, céphalée, constipation, insomnie, et surtout mauvais état général.

L'hyperesthésie des points sensibles de l'abdomen peut être provoquée par les *causes les plus diverses :* ptose gastrique et intestinale, dyspepsies, aérophagie, appendicite et autres entérites localisées, cæcum mobile, maladies infectieuses diverses, urémie, périaortite (ectasie de l'aorte abdominale), pancréatite chronique, cancer du corps du pancréas, ictère, cholécystite, colique hépatique, annexites, métrite, déviations utérines, rein mobile, toutes les affections rénales, surrénalites, intoxications aiguës, intoxications chroniques (caféisme, alcoolisme, tabagisme), goutte, diabète, insuffisance ovarienne, maladie de Basedow, névropathie, diverses affections nerveuses, oxalémie, décalcification.

D'une façon générale, on peut distinguer deux sortes de douleurs abdominales : les unes dues à des lésions organiques des viscères, les autres à des algies (névralgies ou névrites) des nerfs abdominaux. Il importe donc de pouvoir différencier les *douleurs viscérales vraies* des *simples algies abdominales*. Nous reprendrons ici cette intéressante question, après Mlle Weil, qui, dans sa Thèse (Paris, 1911), faite sous la direction de Lœper, a bien étudié les erreurs de diagnostic provoquées par la douleur des points abdominaux.

Interprétation des douleurs abdominales provoquées par la palpation profonde.

Douleur épigastrique.

Point épigastrique. — Le point épigastrique représente la projection cutanée du centre solaire : il est situé sur le milieu de la ligne ombilico-xyphoïdienne et légèrement dévié à droite comme le plexus auquel il correspond (J.-Ch. Roux). La sensibilité à la pression n'est pas limitée exactement à ce point; en appuyant au-dessus, on peut faire apparaître une douleur plus ou moins vive, mais toujours moins vive qu'au niveau du plexus solaire.

Manuel Leven, Mathieu et Roux estiment — contrairement à ce que pensaient Cruveilhier et Brinton — que la douleur, à la pression, du creux épigastrique n'est pas une douleur viscérale gastrique; cette douleur indique, non la souffrance de l'estomac, mais celle du plexus solaire, et, par suite, elle ne suffit pas pour diagnostiquer une affection gastrique ou abdominale.

Pour ce diagnostic d'un point épigastrique douloureux, deux cas sont à distinguer, selon que le point douloureux est isolé ou associé à d'autres symptômes.

1° Le point douloureux épigastrique se constate, bien qu'assez rarement, isolément, en dehors de tout symptôme gastrique ou intestinal. Cette douleur épigastrique isolée peut se présenter sous la forme aiguë ou sous la forme chronique. Lorsqu'une douleur intense survient *brusquement* et se localise strictement au creux épigastrique ou bien irradie de l'épigastre dans le dos, aux espaces intercostaux et se diffuse à tous les plexus abdominaux, et qu'il n'existe pas d'autres signes subjectifs ou objectifs, on est amené à poser le diagnostic soit de simple crise solaire névropathique, soit de perforation d'un ulcère latent de l'estomac ; ce dernier peut exister, en effet, en l'absence de tout passé gastrique, et le vomissement fait ordinairement défaut quand il se perfore. Le diagnostic immédiat ne laisse pas que d'être fort difficile et, en l'absence de symptômes précis (1), on ne peut que le réserver. La question ne tarde d'ailleurs pas à se résoudre : en cas de perforation, apparaissent les signes d'une péritonite généralisée ou enkystée ; au contraire, en cas de crise névropathique, la douleur cesse *brusquement* comme elle était venue, dans un délai assez court, mais qui peut atteindre 24 à 48 heures. — Quand la douleur épigastrique *isolée* existe d'une façon chronique, il peut s'agir d'une névralgie solaire sourde, qui est en général une découverte d'examen. Le point épigastrique n'est alors qu'un élément d'un syndrome d'hyperesthésie abdominale profonde généralisée, et parfois d'hyperesthésie sympathique diffuse de tout l'organisme.

2° Lorsque le point douloureux épigastrique, spontané ou provoqué par la palpation, se trouve associé à d'autres symptômes gastriques, intestinaux ou

(1) La perforation de l'ulcère, qui met en communication l'estomac avec le péritoine, produit une douleur plus ou moins forte. Il y a ou non des vomissements, suivant la situation de la perforation. Puis, se produisent les symptômes généraux des péritonites par perforation.

généraux, le diagnostic différentiel est plus complexe. Cette douleur, qui traduit la souffrance du plexus solaire, peut avoir en effet son origine, son siège en dehors de l'estomac ; il s'agit de rechercher la cause de cette névralgie parmi les nombreuses affections énumérées plus haut (page 66).

Le cas le plus banal, le plus fréquent, est celui où le malade présente des symptômes tels que brûlures, pyrosis, accompagnant la douleur spontanée ou à la pression. Il est classique de caractériser la douleur ulcéreuse par sa fixité : le malade l'accuse toujours au même endroit précis, dans la région de l'appendice xyphoïde ou au voisinage de la région pylorique ; cette douleur se répercute en arrière au niveau des 8e à 11e vertèbres dorsales ; elle est térébrante et brûlante, avec des périodes d'exacerbation au moment de la digestion ; certains aliments l'exagèrent, d'autres la calment. Mais tous ces caractères peuvent se rencontrer chez des dyspeptiques ou des névropathes, sans qu'il existe la moindre ulcération. Aussi, le diagnostic doit-il être fait entre la *simple crise névropathique* et une hyperchlorhydrie compliquée secondairement d'*ulcus*, gastrique ou duodénal. L'examen général et l'anamnèse du malade, en montrant que l'on a affaire à un névrosé, pourront faire pencher du côté de la première hypothèse ; Glénard et Bouveret estimaient fort rares ces points douloureux à la pression attribués à l'hyperesthésie des plexus du sympathique abdominal et observés chez les névropathes dyspeptiques. La constatation de la stase à jeun sera, au contraire, en faveur d'un ulcus juxtapylorique. L'absorption d'une solution alcaline (1), lorsqu'elle calme la douleur, permet également de penser à l'ulcus. L'examen du suc gastrique, lorsqu'il décèle une augmentation du taux de l'acidité, est aussi très utile pour le diagnostic; mais le taux d'acidité du contenu stomacal dépend beaucoup plus du fonctionnement défectueux du pylore que de l'ulcération proprement dite : l'hyperacidité existe chez les malades qui ont de la rétention stomacale par simple spasme du pylore. Le diagnostic ne pourra être certain qu'après la recherche (microscopique ou chimique) des hémorragies occultes (qui accompagnent toujours l'ulcus), soit dans les selles, soit dans les vomissements, soit dans le liquide retiré à jeun, ou après un lavage d'estomac ou un repas d'épreuve; seule, l'absence de sang permet de rejeter le diagnostic d'ulcus. — Il est d'autant plus important de poser le diagnostic avec netteté qu'un « grand nombre d'ulcérations gastriques se produisent et se guérissent spontanément, sans aucune intervention thérapeutique. Le malade ressent des symptômes vagues,

(1) Bourget conseille d'administrer au malade une solution tiède de bicarbonate de soude à 1 p. 100, par doses successives de 100 gr.; entre chaque dose, le malade doit se coucher sur le ventre pendant deux à trois minutes. S'il s'agit d'une gastralgie due à une ulcération, la douleur se calmerait, au moins momentanément.

quelques crampes, un peu de pyrosis; il se met souvent de lui-même à une certaine diète, cesse de boire du vin ou des boissons alcooliques s'il en avait l'habitude; ou bien il se met à boire du lait et tout rentre dans l'ordre. Si c'est le médecin qui a prescrit ce régime, il aura fait le diagnostic de gastrite aiguë ou chronique, ou simplement de gastralgie ou de dyspepsie, sans s'arrêter à celui d'ulcération, puisqu'il n'avait pas constaté d'hématémèse (laquelle est plutôt rare). La même chose peut se répéter chez le même individu, à des intervalles réguliers, mais dépendant en général des mêmes causes. Ce malade s'habitue à l'idée qu'il a un mauvais estomac. Et il restera exposé pendant des années à toutes les complications et les accidents inhérents aux ulcérations gastriques » (Bourget).

Parmi les troubles de la sensibilité, il faut noter la *zone douloureuse dorsale,* décrite par Boas dans l'ulcère de l'estomac. Dans un tiers environ des cas d'ulcère, il existe à gauche de la colonne vertébrale, vers la hauteur de la douzième vertèbre, parfois un peu plus haut, vers la partie inférieure de l'omoplate, un point nettement douloureux à la pression. Il ne s'agit pas ici d'une modification de la sensibilité cutanée; comme l'a indiqué Boas, c'est dans le plan profond que siège l'hyperesthésie : la pression forte est seule douloureuse. Dans un cas douteux, ce signe permet de différencier les crises douloureuses tenant à l'ulcère des accès analogues qui peuvent être observés au cours de la colique hépatique; dans la lithiase biliaire, en effet, les zones douloureuses à la pression siègent toujours à droite de la colonne vertébrale au-dessous de l'omoplate, sur une étendue assez considérable correspondant à la face postérieure du foie.

Il ne faut pas oublier que la *colique hépatique* peut avoir sa douleur prédominante au point épigastrique, et se laisser égarer par cette localisation. Salignat a indiqué un point épigastrique extrêmement fréquent dans la cholécystite, localisé à trois travers de doigt sur la ligne médiane, au-dessous de la pointe de l'appendice xyphoïde. Pour que ce point ait toute sa valeur, la douleur doit se manifester seulement sur l'étendue d'une pièce d'un ou deux francs; au-dessus et au-dessous, la pression doit rester sans effet. — Glénard a insisté sur le diagnostic différentiel entre l'*hépatalgie épigastrique* et la *gastralgie épigastrique* à la palpation. Il recommande d'étudier avec soin la zone sensible et surtout la forme de la ligne inférieure qui la limite : dans l'hépatalgie épigastrique, cette ligne, située à une distance variable, parfois très minime, du rebord costal, est régulière, droite ou courbe à large rayon avec la concavité tournée en haut; elle ne se déplace pas dans les changements de décubitus, elle s'abaisse pendant l'inspiration, elle se poursuit au loin derrière le rebord costal, à droite et non à gauche; enfin, il faut essayer de chercher le bord du foie par la palpation. Lorsque la douleur épigastrique à la pression a pour siège le lobe gauche du foie, que la pression soit localisée en un point ou exercée sur toute la région, le résultat est le même : la douleur s'accroît avec l'étendue de la région comprimée et avec la force ou la persistance de la pression.

La douleur épigastrique peut être due également à l'*appendicite*. Mais il est rare, alors, qu'il n'y ait pas de douleur au point mésentérique supérieur; dans ce cas, le point épigastrique va ordinairement de pair avec l'hyperesthésie de tous les plexus abdominaux, et s'accompagne du syndrome de réaction péritonéale de la crise appendiculaire. Cependant, comme on a signalé toute une série de cas dans lesquels on n'a pu constater *au début* ni douleur spontanée, ni douleurs provoquées dans la fosse iliaque, il faut prendre garde à l'appendicite dans toute crise douloureuse au creux épigastrique s'accompagnant de fièvre et de vomissements.

Le point douloureux épigastrique peut être en rapport avec une *crise gastrique du tabès*, parfois difficile à diagnostiquer à l'aide des seuls signes cliniques lorsque le tabès est au début ; il ne faudra rien négliger pour établir ou éliminer ce diagnostic.

Teissier a décrit la douleur épigastrique dans l'*aortite abdominale ;* il y a hyperesthésie du plexus solaire par compression ou tiraillement de filets nerveux sympathiques.

L'*angine de poitrine* vraie peut localiser sa douleur au point épigastrique : c'est ce que Huchard a décrit sous le nom de fausses gastralgies. Ces sortes de crises sont surtout des accidents tardifs, qui succèdent à des crises d'angine de poitrine typique; elles coexistent d'ailleurs avec une hypertension artérielle notable, et aussi avec des poussées d'œdème pulmonaire. — Le *faux angor pectoris* produit de l'hyperesthésie épigastrique profonde et superficielle, qui persiste lorsque la crise douloureuse est terminée; mais il y a également hyperesthésie profonde à la pression des espaces intercostaux inférieurs et, parfois, des autres points sympathiques abdominaux et cervicaux.

Les adhérences par *périgastrite*, quelle qu'en soit l'étiologie, peuvent se traduire simplement par la douleur spontanée et provoquée du point épigastrique; le plus souvent, cette douleur coexiste avec des symptômes dyspeptiques et des vomissements. La radioscopie est ici indiquée pour affirmer le diagnostic.

La *pancréatite chronique* peut produire des crises douloureuses épigastriques : névralgie cæliaque, de Friedreich. — Le *cancer du corps du pancréas* a, pendant longtemps, un seul symptôme : douleur épigastrique intense, avec amaigrissement excessif; il faut ici tenir compte essentiellement des renseignements fournis sur la fonction de la glande, par le chimisme intestinal et la glycosurie.

Mathieu et Roux ont signalé (1907) que les malades atteints de gastralgie et de *côlite muco-membraneuse* présentent de la douleur à la palpation, non seulement au creux épigastrique (douleur qui a son maximum au point épigastrique), mais aussi sur la ligne médiane jusqu'à l'ombilic et même un peu au-delà. Ils ont même constaté que, dans la côlite muco-membraneuse avec endolorissement et spasme marqué du côlon, le maximum de la douleur était à un ou deux centimètres au-dessus de l'ombilic : *point sus-ombilical;* quand l'examen est pratiqué au cours de crises paroxystiques plus violentes, l'intensité de la crise se mesure en quelque sorte par l'intensité de la douleur à la palpation de la région médiane de l'abdomen, entre l'extrémité inférieure de l'appendice xyphoïde et l'ombilic. Cette douleur sur la ligne médiane est rapportée par Mathieu et Roux à l'irritation des filaments et des plexus ganglionnaires accolés à l'aorte et ils considèrent le maximum sus-ombilical chez les entérocoliques comme l'exact équivalent du point épigastrique chez les gastralgiques.

Valeur sémiologique de la douleur épigastrique. — La discussion du diagnostic dans les diverses affections susceptibles de causer des troubles dyspeptiques montre que l'on peut tirer parti, dans une certaine mesure, des renseignements fournis par l'hyperesthésie du plexus solaire. Mathieu et Roux estiment que l'examen de la sensibilité du plexus solaire à la pression permet de distinguer plusieurs groupes de malades : — 1° malades atteints de douleurs tardives ; chez ces malades, l'exploration de la sensibilité du plexus solaire est en rapport avec les douleurs spontanées : l'hyperesthésie à la pression n'apparaît en général que lorsque le malade commence à souffrir ; il y a parallélisme entre les douleurs spontanées et la sensibilité du plexus solaire ; il s'agit alors d'ordinaire d'une affection organique ; — 2° névropathes ; chez les nerveux, souffrant du fait de leur nervosisme, il n'existe pas de rapport entre l'hyperesthésie du plexus solaire et le degré des douleurs ; il existe, d'une façon permanente, une hyperesthésie du plexus solaire à la pression ; — 3° hyperesthésie secondaire : la plupart des maladies douloureuses ayant leur siège dans l'abdomen, peuvent entraîner la sensibilité du plexus solaire : appendicite chronique, lithiase biliaire douloureuse, affections utérines ou annexielles, ptoses abdominales douloureuses. Il existe alors un autre point douloureux dans l'abdomen, correspondant à l'organe primitivement atteint ; — 4° douleur gastrique sans hyperesthésie du plexus solaire ; se produit dans le tabès, chez certains hypocondriaques.

Exploration de la sensibilité gastrique. — A l'état normal, la région épigastrique est insensible ; on peut y appuyer avec force sans déterminer aucune douleur. Il en est autrement dans les gastropathies : la sensibilité profonde de la région sous-xyphoïdienne est alors, dans une certaine limite, proportionnelle au degré d'intensité de la maladie. La pression à l'épigastre peut, d'ailleurs, être très douloureuse sans que le malade y ait jamais éprouvé la moindre douleur subjective.

La sensibilité à la pression de la région épigastrique peut être mesurée quantitativement avec l'*algésimètre* de Boas ou l'*esthésiomètre gastrique* de J.-Ch. Roux et Millon, appareil très simple qui se compose d'un ressort à boudin sur lequel on agit en comprimant le point déterminé. L'appareil permet d'évaluer le degré et les variations de l'hyperesthésie. A l'état de santé, le creux épigastrique supporte, sans la moindre douleur, une pression de 5 à 10 kilogr. ; à l'état pathologique, une pression inférieure à 5 kilogr. (parfois de 1 kilo seulement) est ressentie vivement.

Mais on peut fort bien se passer de l'esthésiomètre : il suffit d'un peu de pratique pour obtenir avec la main des renseignements suffisants. L'emploi de l'esthésiomètre comporte au surplus des causes d'erreur ; la principale réside dans la résistance de la paroi abdominale, très variable avec les sujets. Cette objection n'existe d'ailleurs pas pour un même malade, qu'il est intéressant de comparer à lui-même à différentes reprises. — La vésicule biliaire peut être sensible, mais le point douloureux est alors, le plus souvent, nettement situé à droite, à deux ou trois travers de doigt de la ligne médiane. — Il faut éviter également la confusion avec la douleur causée par la compression d'une hernie épigastrique, qu'on doit rechercher en faisant contracter violemment les muscles abdominaux.

On doit éviter — en appuyant avec l'extrémité des doigts — de presser à fond, jusqu'à arriver sur le plan osseux vertébral; la compression ainsi déterminée occasionne, en effet, une douleur traumatique chez les sujets les plus normaux.

Outre la douleur d'intensité variable qu'elle peut provoquer, la pression au creux épigastrique détermine fréquemment, chez les dyspeptiques, divers symptômes plus ou moins pénibles, semblables à ceux éprouvés subjectivement : tantôt, c'est une sensation de constriction à la gorge ou de la dyspnée; tantôt, une angoisse ou une tendance au vertige, pouvant aboutir à la syncope si l'on prolonge la pression ; tantôt une impression d'anéantissement.

L'examen de la sensibilité gastrique n'est complet que si l'on examine, en dehors du point épigastrique, la sensibilité à la pression de la paroi de l'estomac. L'exploration de la sensibilité de la face antérieure de l'estomac est facile : on détermine la limite inférieure de l'estomac, puis on compare la sensation éprouvée par le malade lorsque l'on appuie directement à ce niveau, à celle qu'il éprouve lorsque l'on comprime une région située en dehors de ces limites. Dans certains cas, notamment dans la gastrite alcoolique, on met ainsi nettement en évidence une hyperesthésie anormale de la grande courbure. Les périgastrites consécutives à l'ulcère de l'estomac s'accompagnent aussi de douleurs à ce niveau.

Utilisation de la douleur gastrique pour la délimitation du bord inférieur de l'estomac. — La délimitation du bord inférieur de l'estomac s'effectue, dans la position couchée, à l'aide du bruit de clapotage. Mais il importe aussi de pouvoir déterminer le niveau auquel descend la grande courbure dans la position debout. G. Leven a proposé un procédé très simple, basé sur le fait que la douleur due à la pression du plexus solaire hyperesthésié diminue notablement et disparaît même, dès l'instant où l'on relève le bord inférieur de l'estomac.

Technique. — Le malade, appuyé à un mur, se place debout devant le médecin. Celui-ci, assis sur un siège peu élevé, détermine tout d'abord, sur la ligne comprise entre l'ombilic et l'appendice xyphoïde, la région la plus douloureuse à la palpation profonde; sur cette zone de douleur maximum, il place les deux pouces du malade ou, mieux encore, deux doigts d'un aide, afin d'exercer de façon continue la pression douloureuse. Puis, de bas en haut, en commençant au-dessus du pubis, avec les deux pouces placés bout à bout sur la ligne médiane, les pulpes aplaties contre la paroi, il cherche à relever le contenu abdominal par une pression profonde exercée en des points de plus en plus rapprochés de l'ombilic. Le malade est prié d'avertir le médecin aussitôt que la douleur à la pression épigastrique aura diminué ou aura pris fin, au cours de ces compressions successives. A l'instant précis où le malade annonce la diminution ou la suppression de la sensibilité épigastrique, on est assuré d'avoir abordé et relevé la limite inférieure de l'estomac.

Cette recherche peut se faire encore, en plaçant le bord cubital de la main droite perpendiculairement à la paroi abdominale, qu'il faut déprimer profondément. Cette technique modifiée exige que le médecin demeure debout, à droite et un peu en arrière du malade.

Lorsqu'il y a de l'hyperesthésie cutanée dans la région épigastrique, l'hyperesthésie disparaît au cours de ces mêmes manœuvres, lorsque la limite inférieure de l'estomac est soulevée.

La contre-épreuve se fait en sens inverse, de haut en bas; la douleur épigastrique persiste aussi longtemps que les doigts sont au-dessus du bord inférieur de l'estomac.

Ce procédé ne peut servir que pour la délimitation d'un estomac malade et dilaté, puisque l'hyperesthésie solaire est nécessaire pour donner naissance à la « douleur-signal ».

Les vérifications que nous avons faites de ce procédé nous ont donné des doutes sur sa précision. Nous estimons que de nouvelles observations sont nécessaires pour porter un jugement définitif sur sa valeur clinique.

Douleurs de la Fosse Iliaque.

Les douleurs de la fosse iliaque se dissocient, comme celles de la région épigastrique, en deux groupes :

1° en *douleurs viscérales :* appendiculaires et annexielles ;

2° en *douleurs névralgiques.*

Il est logique d'établir un parallèle entre les douleurs spontanées et provoquées de la région appendiculaire et celles de la région épigastrique. Il s'agit, dans les deux cas, de savoir distinguer une affection viscérale d'une simple névropathie. Or, très souvent, on admet que la douleur de la région appendiculaire indique la souffrance de l'appendice, du viscère même, sans penser qu'il peut s'agir de la douleur des plexus mésentérique supérieur et hypogastrique, qui sont situés dans cette région, et ceci est parfois la cause de diagnostics trop hâtifs d'appendicite.

Points appendiculaires véritables. Leur valeur. —

On a décrit plusieurs points appendiculaires correspondant à la douleur du viscère :

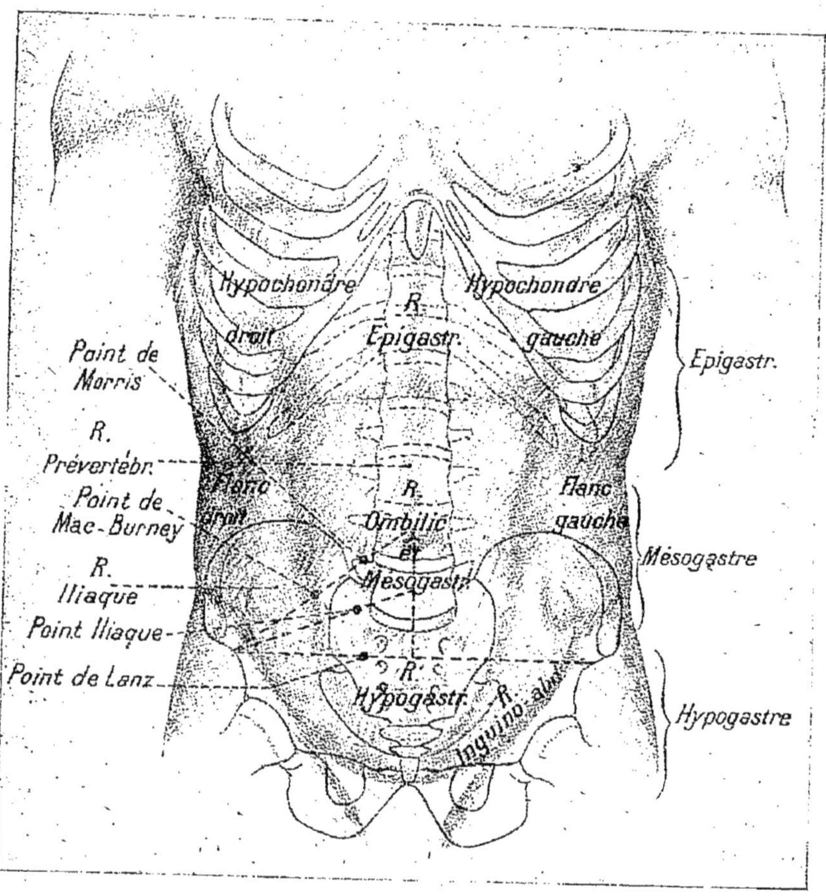

Fig. 31. — Topographie des points sensibles de la fosse iliaque.

1° Le *point de Lanz*, situé à l'union du tiers externe et du tiers moyen de la ligne inter-iliaque;

2° Le *point de Mac Burney*, situé à 4 ou 5 centimètres en dedans de l'épine iliaque antéro-supérieure, sur la ligne tirée de cette épine à l'ombilic ; la plupart des auteurs la placent au milieu de la ligne spino-ombilicale, c'est-à-dire notablement plus en dedans ;

3o Le *point de Morris*, situé à l'union du tiers interne et du tiers moyen de la ligne spino-ombilicale ;

4° Le *point de Munro,* situé à l'entrecroisement de la ligne ilio-ombilicale et du bord externe du muscle droit, à 6 cm. de l'épine iliaque ;

5o Le *point de Clado,* situé à l'entrecroisement du bord externe du muscle droit et de la ligne réunissant les deux épines iliaques ;

6o Le *point de Lentzmann*, situé à 6 cm. en dedans de l'épine iliaque droite, sur la ligne inter-iliaque.

Tous ces points ont leur raison d'être, à cause, surtout, de la variabilité si grande de la topographie iléo-cæcale et de la variété de dimensions et d'orientation que présente l'appendice. Ils sont, d'ailleurs, de valeur très inégale. Le point de Lanz est, actuellement, considéré comme indiquant le plus exactement la souffrance de l'appendice enflammé ; il correspond, en effet, assez exactement, à la base de l'appendice, ainsi que l'ont établi les recherches anatomiques de Lanz, Slingenberg, Schröder, de notre maître Lejars, et de Garau ; ce dernier a constaté que, dans 87 0/0 des cas, la base de l'appendice était plus près du point de Lanz que du point de Mac Burney, et que, dans 11 0/0 des cas seulement, elle était plus rapprochée du point de Mac Burney que du point de Lanz.

La sensibilité au point de Mac Burney n'est pas toujours un symptôme d'appendicite ; contrairement à ce qui a été admis pendant de longues années, elle n'est nullement pathognomonique de cette maladie. Jaworski et Lapinski, qui ont étudié avec grand soin les points douloureux appendiculaires sur 800 hommes, ont constaté que la sensibilité au point de Mac Burney ne coïncidait pas forcément avec la sensibilité de l'appendice. Sur 412 appendices qu'ils ont réussi à palper, 270 étaient sensibles à la pression et 167 seulement de ces appendices sensibles avaient un point de Mac Burney douloureux ; par contre, sur 126 appendices palpables et non sensibles, ils ont trouvé 26 fois le point de Mac Burney douloureux à la pression. On a reconnu, du reste, que ce point douloureux ne correspond pas, dans la profondeur, à l'implantation de la base de l'appendice sur le cæcum et il ne peut avoir, par suite, la signification d'une douleur directe par pression sur l'organe enflammé. Le point de Mac Burney a surtout aujourd'hui la valeur d'une douleur cæco-colique ou bien d'une simple hyperesthésie superficielle traduisant l'irritation du segment cæcal appendiculaire.

Jaworski et Lapinski ont étudié la sensibilité du point de Lentzmann. Sur les 270 cas d'appendices sensibles, ils ont trouvé le point de Lentzmann sensible 173 fois seulement; souvent, un point symétrique gauche était également sensible. Le point de Lentzmann, pas plus que celui de Mac Burney, n'est donc caractéristique d'une inflammation appendiculaire chronique.

Points appendiculaires névralgiques. — A côté de ces points appendiculaires véritables, il a été signalé des points pseudo-appendiculaires :

1° *Le point mésentérique supérieur*, qui répond au plexus mésentérique supérieur; il est situé sur une ligne de 4 à 6 centimètres environ, menée obliquement en bas et à droite à partir de l'ombilic, à 2 centimètres au-dessous de l'ombilic (Lœper et Esmonet). Ce point est sans doute équivalent au *point de Morris ;*

2° *Le point mésentérique inférieur*, qui répond au plexus mésentérique inférieur ; il est situé à 4 centimètres environ au-dessous de l'ombilic, à gauche de la ligne médiane, et plus en dehors de la ligne médiane que le point mésentérique supérieur (Lœper et Esmonet). — Carlo Santini a décrit un point douloureux semblable, quoique un peu plus bas situé, et qui serait dû à une inflammation utéro-annexielle (annexite, métrite, déviation utérine) ;

3° La *zone promontorienne*. Elle répond au plexus hypogastrique supérieur, qui couvre la face antérieure de l'aorte au-dessous de l'artère mésentérique inférieure. C'est une zone de sensibilité diffuse, située sur la ligne médiane au-dessous des deux points mésentériques précédents, et dont le maximum est au-dessous de la bifurcation aortique, au niveau de l'angle sacro-vertébral, ce qui lui a fait donner son nom de promontorien. Dans son ensemble, cette zone a la forme d'un croissant, dont les cornes se continuent sur les artères iliaques primitives ;

4° Les *points iliaques*, droit et gauche : ils répondent aux deux amas ganglioliformes qui couvrent le point où chacune des deux iliaques primitives se bifurque en iliaque externe et iliaque interne. Théoriquement, ils sont situés sur la bissectrice de l'angle formé par la ligne de Mac Burney (ligne spino-ombilicale) et la ligne de Lanz (ligne bispinale), à 4 centimètres au-dessous de l'ombilic (Lœper et Esmonet). Mais les artères iliaques primitives ont une longueur très variable, comprise entre 2 et 8 centimètres de longueur (Quain); de sorte que, pratiquement, ce point de repère est tout à fait inconstant et ne correspond pas très souvent à la bifurcation des iliaques primitives. Chez les sujets maigres et chez les ptosés à parois flasques, on aura la ressource de remonter le long de l'artère iliaque externe jusqu'à la bifurcation des iliaques primitives.

Les douleurs de ces points nerveux peuvent exister seules, sans troubles intestinaux ni lésions viscérales, et former un syndrome de pure algie. D'après Lœper et Esmonet, la douleur de ces plexus juxta-appendiculaires serait beaucoup plus fréquente que la douleur de l'appendice même.

Diagnostic des douleurs de la région appendiculaire. — Un problème se pose donc, celui du diagnostic différentiel en cas de douleur dans la région appendiculaire. Deux cas sont à distinguer, selon que cette douleur se présente sous un mode aigu ou chronique.

1° Une douleur très vive, intolérable, survient brusquement dans la région appendiculaire. Lorsqu'on observe le malade tout au début, on peut tenter de localiser la douleur de façon précise. Si les points de Lanz et de Mac Burney ne sont pas douloureux, si au contraire la douleur existe symétriquement aux deux points iliaques droit et gauche et s'il y a poly-hyperesthésie (douleur à la pression de *tous* les points sympathiques de l'abdomen et même des points extra-abdominaux), on doit conclure à une fausse appendicite, simple crise névralgique du plexus mésentérique supérieur ou du plexus hypogastrique, surtout si, comme signes généraux, il n'existe pas de nausées, de vomissements et de modifications du pouls, symptômes qui, cependant, d'après certains auteurs, pourraient accompagner la crise sympathique, à titre réflexe ; l'absence de fièvre est un signe général d'importance capitale, qui suffit à lui seul à faire rejeter le diagnostic d'appendicite. La fièvre ne manque que dans certaines formes hypertoxiques, où l'on voit même la température tomber au-dessous de la normale. Si la crise, — apparue brusquement sans troubles digestifs antérieurs, — disparaît de même *brusquement*, sans troubles digestifs consécutifs, le diagnostic se confirme de façon certaine. Le tabès peut produire aussi ces fausses appendicites, et il n'est pas rare que les appendicalgies tabétiques soient opérées, parfois à la demande même des malades.

2° Le *diagnostic d'appendicite chronique* est singulièrement plus délicat que celui d'appendicite aiguë. La palpation de l'abdomen, ici aisée à pratiquer, prend une place prépondérante et le médecin est tenté de s'en rapporter presque uniquement aux renseignements qu'elle fournit. La douleur de la région appendiculaire domine, il est vrai, le tableau clinique, mais il faut se garder de se laisser trop impressionner par elle, ne pas se contenter d'un examen superficiel et ne porter le diagnostic d'appendicite chronique primitive qu'après un examen clinique approfondi.

L'appendicite chronique se présente d'ordinaire avec des signes assez frustes; elle prend le masque d'une affection gastrique ou intestinale, se traduisant souvent par un syndrome dyspeptique banal (anorexie, nausées), ou bien entraîne une dénutrition intense (asthénie, amaigrissement) qui fait croire à la tuberculose, où encore se manifeste par des douleurs à forme de coliques. A l'èxploration de la région cæco-appendiculaire,on provoque par la pression une·douleur plus ou moins vive; il n'y a pas de crises aiguës ou subaiguës : l'appendicite est d'emblée et reste chronique.

Dans de semblables cas, dont le diagnostic est très difficile, il faut s'efforcer de faire une localisation exacte des divers points douloureux de la région appendiculaire; la douleur provoquée doit être recherchée à plusieurs reprises et à des moments différents de la journée et de la digestion. Mais la douleur appendiculaire n'est pas forcément pathognomonique d'une affection viscérale et ne peut servir qu'à titre indicatif; toutefois, dans la pratique, il faut reconnaître, avec Silhol, qu' « elle présente une valeur telle qu'en son absence nous devons être particulièrement exigeants pour les autres symptômes et même un peu méfiants ». On devrait — pour asseoir le diagnostic — rechercher un signe de première importance : l'existence ou l'absence de *fièvre;* mais celle-ci doit être généralement recherchée avec soin, car elle est toujours légère et peut être intermittente; on peut la mettre en évidence par l'épreuve de la marche (signe de Daremberg-Penzoldt), épreuve qui n'est du reste pas sans inconvénients et peut provoquer une crise véritable; l'élévation thermique au-dessus de 38°, produite par l'exercice physique, peut d'ailleurs être due à d'autres affections : il faut rechercher si le sujet est tuberculeux (faire au besoin la cuti et l'intra-dermo-réactions) ou n'est pas atteint de cholécystite chronique ; un autre signe de l'appendicite chronique serait la différence entre la température axillaire et la température rectale, qui dépasse toujours un demi-degré. Dans la négative, il reste encore, chez la femme, à faire le diagnostic entre l'appendicite chronique et l'*annexite chronique ;* le toucher vaginal et rectal permettra de préciser, bien que dans nombre de cas l'incertitude subsiste ; les deux affections peuvent d'ailleurs coexister. Notre maître Siredey a insisté également sur l'existence simultanée, chez des jeunes filles dysménorrhéiques, de lésions d'appendicite et d'ovarite chronique scléro-kystique. On retiendra, en faveur de l'appendicite, l'intégrité antérieure de l'appareil génital de la femme. Le *cæcum mobile* peut déterminer des accidents douloureux, par tiraillement des filets nerveux mésentériques ; il y aurait alors, d'après Lardennois, exagération des douleurs dans le décubitus latéral droit et par refoulement des gaz du côlon descendant vers le cæcum. S'il est à peu près impossible, cliniquement, de distinguer l'appendicite de la *typhlo-colite* (péricolite, pérityphlite), il faut éviter la confusion avec l'*entérocolite muco-membraneuse* qui peut, — en se localisant au segment ascendant du gros intestin, — déterminer l'hyperesthésie du point mésentérique supérieur, et souvent en même temps celle du point épigastrique; le côlon est spasmé : « il se présente sous la forme d'un cordon arrondi, du volume du petit doigt, dur sans être tranchant, de calibre sensiblement uniforme sur tout son trajet » (Sigaud); le cæcum se différencie peu du côlon; il est cependant assez souvent atone et clapotant. Il faut ajouter, à cet état objectif, les grands symptômes de la côlite muco-membraneuse : douleurs, constipation entrecoupée de débâcles diarrhéiques, mucorrhée glaireuse ou membraneuse (celle-ci est généralement due aux laxatifs). La côlite présente d'ailleurs des variations dans sa localisation et la douleur, sous forme de coliques intestinales, peut occuper l'une des trois portions du côlon : elle se transporte notamment aux angles coliques et au côlon descendant; quand il y a spasme de l'angle colique gauche et du descendant, on constate que le point douloureux est le point mésentérique inférieur. La douleur de ce dernier point est, dans la très grande majorité des cas, due à une côlite muco-membraneuse, prédominante sur le côlon descendant: le diagnostic ne fait aucun doute lorsque la palpation montre le spasme côlique et qu'il y a de la mucorrhée.

Les accidents douloureux aigus ou chroniques de la région appendiculo-annexielle ne sont pas nécessairement des manifestations d'appendicite, d'annexite, de pérityphlite, de colique néphrétique, de crises de rein mobile, ni même de côlite muco-membraneuse. Ils peuvent être dus à de simples troubles fonctionnels sensitifs, à des *algies*. Læper a beaucoup insisté sur ce point. Pour lui, les prétendues appendicites chroniques que l'on opère n'existent pas, le plus souvent ; Lecène, Lenormant, etc..., émettent également des doutes au sujet de l'existence de l'appendicite chronique primitive. C'est ce qui explique la persistance fréquente — après opération pour semblable diagnostic — des mêmes accidents douloureux qu'avant l'intervention ; ces accidents post-opératoires peuvent d'ailleurs aussi être secondaires à une annexite droite, à une épiploïte, à des adhérences, etc.

Faut-il conclure à la non-existence de l'appendicite chronique primitive? Nous ne le pensons pas. Les cas, assez nombreux — tels que ceux signalés et bien étudiés par Klemm,— où le diagnostic d'appendicite chronique d'emblée, sans crises nettes, ayant été porté, le retour à la santé s'est manifesté après l'opération et ne s'est jamais démenti par la suite, sont la meilleure preuve de la réalité du diagnostic. Il est certain qu'on peut trouver chez des sujets nerveux (hystérie et neurasthénie) une zone douloureuse dans la région du point de Mac Burney ; il existe d'ailleurs alors une sensibilité diffuse de tout le ventre. Mais il peut y avoir, et il y a souvent, coexistence entre l'hystérie et l'appendicite chronique; Mathieu et J.-Ch. Roux se sont même efforcés d'établir que l'hystérie digestive est presque toujours greffée sur une affection organique sous-jacente; or, cette combinaison leur paraît fréquente dans l'appendicite chronique. Il ne faut pas négliger, en tout cas, d'instituer un traitement médical anti-hyperesthésique, dont l'efficacité trancherait le diagnostic. — Il peut aussi très bien y avoir coexistence d'une côlite chronique et d'une appendicite; la persistance de la côlite malgré tous les traitements, la production spontanée de douleurs sourdes dans la fosse iliaque droite s'accentuant par les mouvements rapides, la station debout et les secousses de voiture, l'existence d'une douleur provoquée toujours plus vive aux points de Lanz ou de Mac Burney orientent vers le bon diagnostic. Celui-ci, fait observer J.-Ch. Roux, est d'autant plus nécessaire que, dans ces conditions, la côlite ne peut guérir que par l'ablation de l'appendice. Dans l'appendicite chronique, les accidents intestinaux sont, en général, primitifs; la còlite se complique d'une inflammation des parois de l'appendice; mais l'inverse peut s'observer : la côlite peut n'être qu'une manifestation secondaire d'une appendicite chronique; dans les deux cas, l'intervention s'impose, mais elle n'est pas toujours suivie de succès, et ceci a permis de constater que les malades atteints seulement de côlite chronique présentent parfois des crises fort analogues à celles de l'appendicite fruste; pendant ces crises, — sur lesquelles Mathieu et Millon ont appelé l'attention, — le gros intestin peut être douloureux sur toute son étendue, mais souvent aussi se rencontrent des points douloureux maxima qui peuvent coïncider avec les points appendiculaires; si les paroxysmes débutent habituellement par des douleurs dans la fosse iliaque droite, si la sensibilité est plus vive au niveau des points de Mac Burney ou de Lanz et s'il existe des élévations thermiques légères, on enlève l'appendice, — ce qui est parfaitement légitime, — mais la côlite peut cependant continuer à évoluer comme avant l'intervention, *sans aucune modification dans les crises paroxystiques.*

On a peut-être trop tendance à écarter actuellement le diagnostic d'appendicite et nous estimons que, dans tous les cas où l'on hésiterait (car le diagnostic ferme, basé sur des symptômes précis, est parfois extrêmement difficile), en présence d'une appendicite dont l'évolution n'est pas absolument nette, il vaudrait mieux se décider pour l'intervention. Toujours est-il que, de cette discussion, il faut conclure avec Lejars : « L'appendicite n'est point une maladie que l'on diagnostique au bout du doigt, d'une pression localisée en tel ou tel point donné, et la douleur locale, dûment constatée, fixe et durable, ne prend toute sa valeur que si elle est rapprochée des caractères de la douleur spontanée et de l'ensemble du processus clinique. »

Douleurs de la région vésiculaire.

Point cystique. — Théoriquement, selon les classiques, le point cystique occupe l'intersection de la ligne parasternale droite (ligne verticale passant par le bord droit du sternum) et de la ligne horizontale passant par l'extrémité antérieure de la neuvième côte. On peut encore le situer à l'intersection du bord externe du muscle grand droit de l'abdomen et de la neuvième côte ou de la ligne horizontale qui la prolonge. Mais, *pratiquement*, il n'en est pas toujours ainsi, car la position du plexus nerveux vésiculaire varie avec la situation du foie : l'hépatoptose, l'abaissement du bord inférieur du foie, entraîne l'abaissement du point cystique. Ce point se déplace même avec la respiration, puisque le foie se mobilise avec les mouvements du diaphragme.

Ce point cystique est au centre d'une région où l'on trouve, outre la vésicule biliaire : le pylore, l'angle droit du côlon et, dans la profondeur, le rein droit et la tête du pancréas. Dans l'interprétation des douleurs de la région vésiculaire, on peut essayer de dissocier, comme l'a montré Mlle Weil (*Thèse de Paris*, 1911), la souffrance du viscère cystique de celle du plexus nerveux cystique. La douleur cystique aiguë est la même, qu'il s'agisse d'une simple *douleur névropathique* ou d'une *colique vésiculaire;* elle peut, dans les deux cas, irradier au creux épigastrique, dans l'épaule droite et le dos; le diagnostic est délicat, mais la colique hépatique est une crise de cholécystite accompagnée, dans la très grande majorité des cas, de fièvre et parfois de subictère, de nausées, de vomissements; enfin, la palpation révèle, outre la douleur, de l'empâtement au niveau de la vésicule. La crise névropathique apparaît et disparaît brusquement, et la palpation montre qu'il y a également douleur dans les autres régions sympathiques de l'abdomen. La douleur cystique sourde et chronique est plus malaisée encore à différencier de la *lithiase vésiculaire chronique;* il faut encore tenir compte, pour porter ce dernier diagnostic, de l'existence de poussées fébriles, spontanées ou provoquées, de l'existence de subictère, de crises hépatiques nettes antérieures, de l'induration ou de la déformation de la vésicule et de l'absence de douleurs névralgiques sourdes aux autres points de l'abdomen. Une douleur aiguë, ou chronique et sourde, peut être l'unique symptôme traduisant l'existence d'une *périhépatite juxta-vésiculaire*, d'une *péricolite de l'angle droit du côlon* ou d'une *périgastrite juxta-pylorique;* mais, le plus souvent, il existe des troubles fonctionnels concomitants; la radioscopie doit intervenir ici pour établir le diagnostic. La *colite muco-membraneuse*, localisée à l'angle colique droit, produit la douleur cystique; il faut, malgré les symptômes fonctionnels intestinaux, faire le diagnostic d'avec la lithiase vésiculaire (d'après les signes indiqués ci-dessus), puisque cette dernière affection se complique fréquemment de colite muco-membraneuse. La *lithiase rénale* produit aussi la douleur cystique; mais les crises franches de colique néphrétique se reconnaissent aisément aux douleurs provoquées par la palpation en divers points du trajet de l'uretère; en cas de crises frustes, d'un caractère douteux, la radiographie permettra quelquefois de découvrir les calculs du bassinet. Quant à la douleur d'origine pancréatique, elle répond à un point particulier, celui décrit par Desjardins, ou à la zone pancréatico-cholédocienne de Chauffard et Rivet.

Valeur sémiologique des points sensibles de l'Abdomen.

Topographie des points sensibles. — Les points névralgiques de l'abdomen ont-ils une topographie clinique précise? *A priori*, il est permis d'en douter, si l'on en juge d'après le seul historique de la question; il existe, en effet, des différences notables entre les localisations douloureuses faites par les divers auteurs; pour en citer un seul exemple, nous rappellerons que Manuel Leven décrivit un point para-ombilical droit et un point para-ombilical gauche situés l'un et l'autre à 6 centimètres de l'ombilic, sur une même ligne horizontale passant par l'ombilic, alors que MM. Lœper et Esmonet contestent la symétrie de ces points et ne les situent ni sur une ligne horizontale ni à la hauteur de l'ombilic, si bien qu'il est difficile d'établir une comparaison entre les points de M. Leven et ceux de Lœper et Esmonet.

A notre avis, la précision apparente avec laquelle ces points sont situés est due à ce qu'il n'a pas été tenu seulement compte des signes cliniques, mais surtout du siège anatomique des plexus nerveux ; la topographie des points para-ombilicaux, obtenue ainsi par projection des plexus sur la paroi abdominale, offre un caractère plus théorique que clinique. Nous nous sommes d'ailleurs efforcé de rechercher, dans différents cas de douleurs abdominales, l'existence de ces points névralgiques et de vérifier leur constance ; nous avons dû constater leur très grande variabilité : d'un jour à l'autre, pour un même malade, les points douloureux ne présentent souvent aucune fixité.

Au surplus, la situation anatomique des points sensibles abdominaux prête à la critique si l'on considère la position instable des points de repère qui servent à la définir. L'appendice xyphoïde descend parfois à trois travers de doigt de l'ombilic, parfois il en est distant de huit travers de doigt. L'ombilic n'occupe pas, chez les différents sujets, une situation fixe par rapport au pubis ; chez le même sujet, sa place n'est pas la même dans les positions debout et couchée, surtout chez un sujet dont le ventre s'étale : l'ombilic est alors plus bas dans la situation debout, plus haut dans la situation couchée. Les radiologues ont du reste constaté que la forme du diaphragme, la conformation du thorax et celle de l'abdomen rendaient très variable la position de l'ombilic et ils ont vite renoncé à le prendre comme point de repère habituel. Les épines iliaques sont aussi sujettes à caution : la distance qui les sépare est souvent très différente pour des individus de même taille et de même poids, selon qu'il s'agit par exemple d'un type respiratoire (thoracique) ou d'un type digestif (abdominal) ; il faut compter aussi avec l'asymétrie assez fréquente du bassin, et même avec la difficulté de repérer exactement l'épine iliaque antéro-supérieure par suite de la mobilité de la peau à cet endroit.

Les considérations qui précèdent nous autorisent à dire que la topographie des divers points sensibles de l'abdomen n'a pas toute la précision désirable.

Mesure de la sensibilité profonde. — Est-il possible, d'autre part, de mesurer, avec une rigueur suffisante, la sensibilité abdominale? Si la sensibilité cutanée est justiciable d'un certain degré de mensuration, une analyse de la sensibilité profonde n'est pas à la portée du clinicien : les variations si nombreuses qu'elle présente appartiennent au domaine subjectif et ne se prêtent à aucune appréciation directe. Il nous paraît bien difficile d'évaluer la sensibilité *normale* des viscères abdominaux, de dire où commence leur hyperesthésie ou leur hypoesthésie. La façon de sentir est variable avec les individus : obtuse chez ceux-ci, consciente chez ceux-là, intense chez d'autres, sans qu'il y ait rien de pathologique dans chacune de ces catégories. Il faut, croyons-nous, se garder de confondre l'hyperesthésie avec la douleur; rien n'autorise à considérer la douleur comme une simple exagération des phénomènes de la sensibilité; c'est s'en faire une conception plus juste que de la regarder comme le reflet d'une insuffisance d'adaptation du système sensitif.

Douleurs névralgiques abdominales. — Sans mettre en doute l'existence des algies abdominales, nous devons constater qu'elles ne doivent figurer qu'au second plan dans le diagnostic différentiel des affections du tube digestif. Aux cas où des algies méconnues firent porter un diagnostic erroné, s'en peuvent opposer d'autres où des affections viscérales furent considérées comme étant purement nerveuses ; pour notre part, nous avons vu, à diverses reprises, un régime antidyspeptique amener la disparition de soi-disant douleurs intercostales névralgiques et traitées comme telles, sans aucun succès d'ailleurs. Un exemple récent, emprunté à M. le Professeur Castaigne, qui en a fait l'objet d'une leçon clinique, montre d'une façon particulièrement suggestive combien les phénomènes douloureux peuvent induire en erreur; il s'agit d'un cas où le diagnostic de gastropathie nerveuse indépendante de toute lésion organique fut porté par plusieurs maîtres réputés, à l'occasion de crises douloureuses qui avaient pour cause un cancer de l'angle gauche du côlon. Et M. Castaigne conclut : Malgré la fréquence des gastropathies purement nerveuses, « il ne s'ensuit nullement, comme le conseillent certains, qu'il faille renoncer à tout examen approfondi des nerveux sujets à des accidents gastriques ». Il importe, au contraire, de ne formuler le diagnostic de simple algie qu'après avoir recouru à toutes les méthodes d'exploration, entre autres à l'examen radioscopique, et lorsque ces recherches autorisent à rejeter, en toute probabilité, le soupçon de lésion organique.

II. — EXAMEN DES ORGANES

La palpation superficielle, en appréciant l'état de la tension abdominale, donne une idée générale de la vitalité du tube digestif considéré dans son ensemble.

La palpation profonde va maintenant renseigner sur l'état particulier des principaux segments qui constituent le tube digestif, c'est-à-dire de l'estomac et du côlon.

Les résultats qu'elle donne varient avec les sujets,

à cause de l'obstacle que constitue parfois la paroi abdominale. Une paroi démesurément épaissie par infiltration graisseuse ne permet guère de saisir un organe quelconque. Il en est de même quand il y a excès de tension abdominale ou lorsque la paroi présente une sensibilité excessive; dans ce dernier cas, au moindre attouchement, la paroi abdominale se tend, le ventre « se ferme »; cette réaction est d'ailleurs en rapport avec l'état des tuniques viscérales sous-jacentes à la paroi abdominale et fournit par là même un renseignement. Différents artifices d'exploration ont été préconisés pour vaincre la résistance de la paroi abdominale; mais il est exceptionnel qu'un procédé quelconque permette d'obtenir davantage que l'exploration dans le décubitus dorsal, telle que nous allons la décrire. Le plus souvent, d'ailleurs, la paroi abdominale est un obstacle négligeable; mais, entre les ventres « fermés », rebelles à toute tentative de palpation, et les ventres à paroi mince et inerte qui se laissent fouiller dans leurs moindres recoins, il existe tous les intermédiaires.

L'estomac n'est accessible au palper que par sa grande courbure et, souvent, par le pylore. Le cæcum est facile à explorer dans la plupart des cas, parfois aussi la partie contiguë du côlon ascendant; le côlon transverse et surtout une partie du côlon descendant sont également faciles à reconnaître par la palpation. Les anses de l'intestin grêle ne peuvent être explorées séparément; et la partie du gros intestin qui plonge dans le petit bassin à partir de la ligne innominée échappe complètement à la palpation. En haut, le duodénum et le pancréas ne peuvent être différenciés à travers la masse viscérale également molle qui se trouve au devant d'eux.

Le palper profond doit être pratiqué méthodiquement et la recherche des organes doit être faite suivant un ordre arrêté, toujours identique, de façon à n'en oublier aucun. Nous suivrons ici le plan que nous avons adopté pour nos examens cliniques : examen de l'estomac, puis du cæcum, du transverse et du côlon descendant. Pour chacun de ces organes, on doit préciser son siège exact, sa fixité ou ses déplacements, son volume, sa forme, sa consistance et sa variabilité de consistance aux cours des différents examens.

Palpation de l'Estomac.

Le palper de l'estomac permet d'apprécier sa tonicité et sa motricité. Il permet également de déterminer — partiellement — son contour, soit directement (seuls sont accessibles au palper une portion de la face antérieure, la grande courbure et le pylore), soit indirectement grâce à la présence de liquides dans la cavité gastrique.

L'état de la tonicité et de la motricité gastriques s'objective par divers signes, — qui relèvent à la fois de la palpation, de la percussion immédiate et de l'auscultation — et qui montrent la façon dont l'estomac réagit vis-à-vis des aliments qu'il contient. Ces signes, qui sont les suivants, se succèdent chronologiquement, d'après Sigaud, dans l'ordre ci-dessous :

1° *Bruit de succussion ;*

2° *Sensation de flot ;*

3° *Bruit de clapotage ;*

4° *Ballottement gastrique.*

Glénard et Sigaud distinguent deux bruits de clapotement : un bruit hydroaérique, obtenu par la succussion totale ou partielle, et un bruit de claquement obtenu par la succussion digitale. Pour la recherche de ces bruits, le malade doit être couché sur le dos, car il est tout à fait exceptionnel de pouvoir les provoquer dans la station debout.

1° **Bruit de clapotage par succussion totale.** — Ce bruit s'obtient en imprimant des secousses latérales brusques au tronc légèrement soulevé du malade, à l'aide des deux mains enserrant — non pas les hanches ou les flancs, comme on le fait souvent — mais la base du thorax. On ausculte en même temps. Ces secousses donnent lieu à une sorte de bruit de clapotage, nettement perceptible à l'oreille, analogue à celui que l'on obtient en agitant une bouteille à moitié remplie, ou rappelant encore celui de la vague qui frappe assez violemment la barque amarrée au rivage. Ce bruit, que Glénard dénomme « bruit hydro-aérique » et Sigaud « bruit de clapotage », est dû, comme dans le cas de la bouteille, au conflit de gaz et de liquides.

On peut également produire ce bruit de clapotement en déprimant brusquement et alternativement les deux flancs. Le malade peut aussi le provoquer lui-même en effectuant de grands et brusques mouvements du tronc ou de l'abdomen. — La *succussion partielle* permet encore d'obtenir ce bruit : on agit sur la région mésogastrique, à l'aide de pressions alternatives des deux mains ou d'une même main (pouce d'un côté et quatre doigts de l'autre) placée à droite et à gauche du mésogastre ; on peut aussi introduire un doigt en arrière au-dessous des fausses-côtes et imprimer de légères secousses répétées à la paroi postérieure du tronc.

Ce bruit de clapotage indique, avons-nous dit, que l'estomac renferme des gaz et des liquides. L'intensité et le timbre de ce bruit dépendent, selon Glénard, des proportions relatives des gaz et des liquides, nullement du volume de chacun d'eux ou de la capacité du récipient; quand ce bruit est grave et difficile à obtenir, c'est qu'il y aurait beaucoup de gaz et peu de liquides ; quand il est aigu et facile à déceler, c'est qu'il y aurait beaucoup de liquides et peu de gaz. Le bruit hydroaérique de clapotage n'impliquerait donc aucune déduction relativement à la tension des parois de l'estomac.

Sigaud, de son côté, estime que ce signe objectif est en rapport avec une abondance exagérée de liquide, une rétention trop prolongée du bol alimentaire et une certaine distension de la cavité gastrique. La production de ce bruit indiquerait donc un estomac au premier degré d'asthénie digestive, c'est-à-dire ne s'adaptant pas constamment à son contenu et se laissant distendre par intervalles au cours du travail nécessaire à l'évacuation du bol alimentaire ; il s'agirait d'un signe de défaillance, mais de défaillance après une lutte réelle, après une dépense notable d'énergie, et, par conséquent, d'un signe bénin au point de vue pronostic. Ce signe, extrêmement fréquent et banal, n'est pas dépourvu néanmoins, pour Sigaud, d'intérêt sémiologique. On peut observer, en effet, que le bruit de clapotage varie d'intensité au cours d'une même observation quelque peu prolongée, semblant ainsi traduire « les oscillations du tonus gastrique sous l'influence de l'excitation alimentaire » ; la cavité gastrique subit une série de resserrements et de distensions qui influent sur l'éclat du bruit de clapotage : très franc avec la distension, il s'obscurcit brusquement avec la rétraction, le ressaisissement de l'estomac. D'autre part, la *durée* du bruit de clapotage est très variable : un estomac dont l'activité fonctionnelle est lente à s'éveiller comme à s'éteindre, dont la tonicité est affaiblie, présente un bruit de clapotage presque constant pendant le jour; il ne peut se ressaisir et se vider complètement qu'avec le repos de la nuit ; le bruit de clapotage n'est alors absent : que le matin, au réveil et à jeun, et pendant un court instant, après l'ingestion alimentaire, alors que l'estomac dispose de toute son énergie, de toute sa tonicité, fonctionne normalement et n'a pas encore donné de signes de défaillance. Un estomac dont la motricité est encore plus ralentie présente le bruit de clapotage même à jeun, au réveil. (C'est ce qui arrive après un repas du soir très copieux entraînant du surmenage gastrique.)

2° **Sensation de flot.** — Sigaud a décrit un second signe objectif, fourni par la palpation de l'estomac : la sensation de flot. Cette sensation donne l'impression d'un liquide agité dans une cavité à parois minces, mais encore résistantes. Ce *flot gastrique* est perçu par la main gauche, que l'observateur tient appliquée sur la région épigastrique, pendant que, de la main droite, il mobilise latéralement le tronc du malade. Le flot gastrique suit le clapotage, lui survit, mais peut coexister longtemps avec lui.

a) Ce signe objectif peut se constater, *au cours de la digestion*, en alternance avec le bruit de clapotage. Longtemps après le repas, alors que le bol alimentaire est très réduit dans sa masse et que la paroi stomacale ne réagit plus que très faiblement, celle-ci tend à s'affaisser, l'estomac tout entier entre dans la phase de repos ; les conditions du bruit de clapotage ne se réalisent plus que difficilement, la sensation de flot au contraire apparaît. L'alternance de ces deux signes se constate d'ailleurs au cours d'une même phase digestive ; il est aisé de comprendre que l'un ou l'autre de ces signes prédomine suivant que le travail digestif se poursuit avec des intermittences de lutte et de défaillance. La coexistence du clapotage et du flot signifie une ébauche de distension bientôt remplacée par un affaissement plus ou moins marqué, au cours d'une phase digestive.

b) Avec le temps, au fur et à mesure que l'état morbide devient chronique, le flot l'emporte peu à peu sur le bruit de clapotage comme signe prédominant. En effet, la tonicité de la paroi stomacale étant amoindrie, la présence de l'aliment cesse d'en provoquer la distension ; celle-ci disparaît ou n'est plus qu'ébauchée, et il en est de même du bruit de clapotage, son signe révélateur. La sensation de flot est alors, à cette période de chronicité, le signe de palpation presque exclusif de l'insuffisance gastrique pendant la digestion. L'estomac se rétracte simplement sur le bol alimentaire ; ses sécrétions sont amoindries.

Ce signe objectif, lorsqu'il est exclusif ou prédominant, suppose un affaiblissement de la tonicité de la partie gastrique, tel que la forme de l'estomac obéit à des influences uniquement mécaniques : chocs imprimés à la paroi abdominale, mouvements du tronc, changements de décubitus, etc. Le flot est le signe de *l'affaissement* gastrique; il est donc l'antagoniste du bruit de clapotage, qui suppose la distension de la cavité gastrique, bien que ces deux signes aient une commune origine : l'insuffisance de l'évacuation de l'estomac.

L'absence ou l'obscurité du bruit de clapotage, remplacé par la sensation de flot, est l'indice d'une tonicité digestive particulièrement précaire et d'un état général franchement mauvais.

3° **Bruit de clapotage par succussion digitale.** — Les auteurs ne font, en général, aucune distinction entre le bruit de clapotage obtenu par la succussion hippocratique et celui obtenu en frappant la région épigastrique du bout des doigts rapprochés. Le mécanisme de la production de ces deux bruits n'est cependant pas le même; nous avons déjà expliqué à quoi était dû le premier; le second est dû au choc direct d'une surface liquide par rapprochement brusque de la paroi qu'une petite couche de gaz séparait de ce liquide. Ce signe, auquel Sigaud et Glénard donnent le nom de *bruit de claquement,* objective bien le défaut de tonicité de la paroi stomacale.

Pour rechercher ce bruit de claquement, habituellement appelé bruit de clapotage, il faut que le sujet soit dans le décubitus dorsal, la région lombaire appuyée à fond sur le plan de la chaise longue, les épaules légèrement relevées, afin de donner à l'estomac une inclinaison plus grande, empêcher son contenu de remonter dans la partie supérieure et le faire descendre jusqu'au bord inférieur ; faute de cette précaution, le tapotement pourrait ne rien laisser apercevoir d'anormal à l'oreille, alors qu'existeraient les conditions propices à la production du bruit de clapotage. Le sujet doit respirer amplement, la bouche ouverte, en prolongeant le temps d'expiration, qui est le plus propice à la recherche du bruit. Si le malade se contracte, on cherche à détourner son attention de l'examen dont il est l'objet, en l'interrogeant sur les malaises qu'il ressent.

Avec la face palmaire des trois doigts du milieu de la main droite juxtaposés, fléchis et maintenus rigides, on déprime brusquement, en une seule fois, une zone de la région épigastrique, en enfonçant les doigts perpendiculairement à la paroi abdominale. Pour exercer cette pression brusque, à la fois rapide et légère, on guette — comme l'a recommandé Mathieu — le moment de l'acte respiratoire intermédiaire à la fin de l'expiration et au commencement de l'inspiration. Dans certains cas, on peut faciliter la production du clapotage et en augmenter la netteté, en maintenant déprimée avec l'autre main la région de l'hypocondre droit. Tandis que le bruit de clapotement provoqué par la succussion totale ou partielle s'entend à une distance plus ou moins éloignée de la région secouée, le bruit de claquement produit par la succussion digitale se localise à l'endroit frappé par les doigts; ceux-ci peuvent même parfois percevoir la sensation de flot. Ce bruit de claquement est un bruit de cliquetis humide, semblable au bruit produit lorsqu'on frappe brusquement la surface de l'eau avec la face palmaire des doigts réunis ou encore au bruit de clapotis « que donnent les petites vagues venant frapper une nacelle en marche » (Thiébaut).

On a beaucoup discuté sur la signification de ce bruit de clapotage. On peut, théoriquement, le considérer comme un signe d'atonie de la paroi stomacale, puisque, normalement, l'estomac doit toujours proportionner sa capacité au volume de son contenu et rester toujours en état de tension. Il aurait donc une valeur sémiologique supérieure au bruit de clapotage obtenu par la succussion totale. Cependant, ces deux variétés de clapotement s'obtiennent facilement chez la plupart des individus bien portants et ayant une bonne tonicité gastrique, après l'ingestion d'une notable quantité de liquide (1 litre de bière, par exemple). Nous avons, pour notre part, obtenu très fréquemment, dans les cas les plus variés, les deux bruits simultanément, et nous sommes persuadés qu'ils ont, à peu de chose près, la même signification. Faut-il donc dénier au bruit de clapotage par succussion digitale toute valeur sémiologique? Nous ne le pensons pas, car — observé dans certaines conditions, que nous allons indiquer — ce signe présente un intérêt non contestable.

Recherche du bruit de clapotage après un repas. — Chez la plupart des sujets en bonne santé, le bruit de clapotage s'obtient une heure ou deux après le repas et ne présente alors aucune signification particulière. Il est entendu, toutefois, qu'un estomac en état de tonicité absolument normale ne devrait jamais fournir de clapotage immédiatement après une prise d'aliments ou de boissons; mais l'état véritablement normal est une conception de l'esprit et ne se rencontre pas en biologie. On a recommandé, cependant, — comme pour la première variété de bruit de clapotement, — de tenir compte du timbre du bruit provoqué : sourd et difficile à entendre chez un sujet normal, le clapotage serait grêle et plus superficiel chez un dilaté atone; plus il est grêle et superficiel, plus l'atonie serait prononcée; nous faisons toutes réserves au sujet de cette interprétation; le timbre peut dépendre en effet de la surface plus ou moins étendue sur laquelle les gaz et les liquides sont en contact.

Si la constatation du bruit de clapotage quelques heures après un repas solide ne permet pas de conclure à l'atonie de l'estomac, elle permet tout au moins d'apprécier la rapidité d'évacuation du contenu gastrique. Il est admis que, cinq à six heures après un repas de composition moyenne, on ne doit plus trouver de bruit de clapotage; la persistance de ce bruit après ce laps de temps indique un retard dans l'évacuation et un estomac sensiblement affaibli.

Recherche du bruit de clapotage le matin a jeun. — Normalement, à jeun, le matin, il n'y a pas de clapotage. Si donc on trouve, après une nuit de repos, un bruit de clapotage gastrique, on pourra conclure nettement à un état pathologique; la présence de liquide résiduel à jeun est due, le plus souvent, à de l'hypersécrétion gastrique liée à un ulcère prépylorique, quelquefois à une rétention par sténose du pylore, parfois encore à des désordres nerveux, le diagnostic différentiel devra être fait à l'aide de divers signes, notamment ceux fournis par l'analyse qualitative du liquide retiré par le tubage.

Dans le cas où l'on ne trouve pas de clapotage au réveil, on peut tenter de provoquer ce bruit par une ingestion d'eau. A cet effet, on fait absorber au sujet une petite quantité d'eau, 50 à 100 grammes environ, en ayant soin de faire avaler le liquide en une dizaine de petites gorgées; à chaque déglutition, il pénètre dans l'estomac une petite quantité d'air, et l'on accumule ainsi dans la cavité gastrique une proportion convenable d'air et de liquide.

A l'état normal, le bruit de clapotage ne se produit pas. Ainsi que l'ont fait remarquer Mathieu et Roux, le malade doit être étendu sur le lit d'examen avec *la tête et le torse légèrement soulevés*, et non dans le décubitus complet; dans cette dernière position, et surtout si le haut du thorax était dans une situation légèrement déclive, la zone des gaz serait à un niveau inférieur à celui de la partie tubulaire de l'estomac, le liquide refluerait dans la région supérieure de l'estomac où sont retenus les gaz, et la succussion provoquerait un bruit de flot, qui n'aurait alors aucune signification. Au contraire, dans la position recommandée, les gaz et le liquide ne peuvent entrer en conflit sur une surface étendue : les gaz restent dans la partie supérieure correspondant à la zone de Traube, sous les fausses-côtes gauches, ainsi que l'indique la percussion, tandis que le liquide s'accumule dans la partie inférieure tubulaire; la production du bruit de clapotage est donc impossible. — Lorsque l'estomac a perdu de sa tonicité, il ne se rétracte plus très exactement sur le liquide ingéré et ne chasse pas les gaz dans sa région supérieure; ceux-ci se répandent sur toute la surface du liquide dans la partie inférieure tubulaire de l'estomac; on constate du reste, à la percussion, que la zone sonore s'étend très bas, jusque dans le voisinage de l'ombilic, et « dans les cas de ptose, la sonorité peut disparaître complètement sous les fausses-côtes gauches, tous les gaz étant dans la partie inférieure de la cavité gastrique » (Mathieu et Roux). Dans ces conditions, le bruit de clapotage se produit avec la plus grande facilité, en témoignant ainsi d'une insuffisance musculaire notable de la paroi gastrique.

Les renseignements fournis par le bruit de clapotage, obtenu *dans les conditions indiquées* ci-dessus, ne sont donc pas à négliger. En dehors de ces cas bien déterminés, il faut reconnaître — avec Mathieu et Roux — que le clapotage n'a aucune valeur sémiologique; la conclusion de Glénard, d'après laquelle « tout bruit gastrique provoqué par la palpation de l'estomac est pathologique, quelle que soit sa nature et quel que soit l'intervalle qui sépare du repas précédent le moment où ce bruit est provoqué, car il trahit la rétention, qui est toujours anormale, soit de gaz seuls, soit de gaz et de liquides », nous paraît trop absolue, pratiquement du moins. Il faut admettre seulement que l'état pathologique trahi par la possibilité de provoquer un bruit dans l'estomac devra être considéré comme d'autant plus accentué que ce bruit sera constaté à une heure plus éloignée de l'ingestion. Stiller, de Budapest, est arrivé à une conception analogue de la valeur sémiologique du clapotage gastrique ; pour lui, le clapotage constaté dans la période où l'estomac renferme normalement des aliments après le repas indique simplement de l'atonie péristolique, c'est-à-dire un amoindrissement de la tonicité qui permet à l'estomac de se mouler sur son contenu; après cette période, il indique de l'insuffisance motrice, et le matin à jeun il indique de la stase.

4° **Ballottement gastrique.** — Un signe beaucoup plus rare que les précédents, mais d'une réelle valeur lorsqu'il existe, est le ballottement gastrique. Il s'obtient par le même procédé que le flot, dont il n'est qu'une forme plus accentuée. L'observateur éprouve une double sensation, produite par le liquide qui frappe la main et par les mouvements de la poche stomacale entraînée elle-même par le choc du liquide contre sa paroi.

Le ballottement gastrique est un signe d'inertie digestive et de déchéance profonde ; il est produit par une poche stomacale dont la tonicité musculaire est complètement épuisée : l'estomac n'est plus qu'une sorte de vessie à paroi inerte, celle-ci flotte comme un voile membraneux d'où la vie s'est retirée.

Délimitation du bord inférieur de l'Estomac par le bruit de clapotage. — La succussion digitale auscultée permet, en obtenant la variété de bruit de clapotage appelée bruit de claquement, de déterminer les limites inférieures de l'estomac. Seul ce bruit donne des résultats précis, car il peut seul être bien localisé et peut seul se produire immédiatement sous les doigts.

On imprime, comme il a été indiqué ci-dessus, des secousses plus ou moins fortes à la paroi abdominale, en allant de haut en bas, puis de bas en haut, ou inversement, afin de se rendre compte du niveau auquel cesse de se produire, ou auquel apparaît, le bruit de clapotage. On obtient ainsi, approximativement, la limite inférieure de l'estomac. Mais lorsque le bruit de clapotage se produit avec une extrême facilité, et correspond au *ballottement gastrique* plus haut décrit, il devient difficile de fixer la limite inférieure de l'estomac, car le clapotage se produit alors qu'on a dépassé ce bord ou qu'on ne l'a pas encore atteint; l'erreur ainsi commise peut être de plusieurs centimètres. Pour l'éviter, il suffit d'empêcher dans une certaine mesure la propagation du bruit par ébranlement en fixant l'estomac : on appuie modérément, avec l'extrémité des doigts de la main gauche, au-dessus du bord inférieur présumé de l'estomac, pendant qu'on tapote avec la main droite.

Bouchard a proposé de fixer la limite inférieure de l'estomac par le bruit de clapotage qui se produit le matin *à jeun*, après l'absorption d'un verre d'eau ; dans la plupart des cas, en effet, le clapotage est ainsi provoqué et il est alors facile de délimiter la grande courbure.

La recherche du bruit de clapotage peut encore être utile pour l'appréciation de l'extension de l'estomac vers l'hypochondre droit. Pron recommande d'appliquer le bord cubital de la main gauche, verticalement, sur la région épigastrique et en appuyant suffisamment, afin d'isoler partiellement la portion droite de l'estomac; « on délimite très bien le bruit de clapotage en tapotant de la main droite cette région, dont il est le plus souvent facile d'apprécier les rapports; on se rend ainsi compte que, dans des cas assez nombreux, le bord droit de l'estomac est distant de 8 à 10 centimètres de la ligne médiane et qu'il existe une dilatation transversale. » Dans ces cas, l'estomac étant en même temps abaissé, le lobe droit du foie, qui reste plus haut, ne gêne en rien l'exploration.

Causes d'erreur. — On a appelé l'attention sur la confusion possible entre le bruit de clapotage gastrique et le bruit de clapotage intestinal. Des bruits hydro-aériques peuvent se produire en effet dans une anse dilatée de l'intestin et présenter tous les caractères du bruit de clapotage gastrique. Cette confusion est certainement possible, mais *très rarement*, à notre avis. Le siège du bruit ne permet guère de confondre, sauf cas tout à fait exceptionnels, un cæcum clapotant avec l'estomac; quelquefois, les signes d'une sténose de l'intestin démontreront la nature du bruit. Seul, le transverse clapotant pourraît être confondu avec l'estomac clapotant; mais il est rare que le transverse renferme du liquide, et la palpation permet d'ailleurs souvent de distinguer les deux organes. Le timbre du bruit permet souvent aussi d'éviter la confusion. En cas de doute, on pourra vider l'estomac avec la sonde; si le clapotage persiste une fois l'estomac complètement évacué, on aura la preuve que ce bruit siège en un autre point du tube digestif. Dans tous les cas, l'ingestion d'eau dans l'estomac à jeun, permet de trancher la question. Bouchard a fait observer avec raison : que le clapotement intestinal, — qui s'entend plus bas que le clapotement gastrique, — ne s'entend jamais jusqu'au bord costal ; que l'arrivée de l'eau dans l'estomac est *immédiatement* suivie du bruit de clapotage, alors qu'elle n'a pas encore eu le temps d'arriver dans le côlon ; et que le clapotement intestinal exige, pour être perçu, que les malades aient la diarrhée, tandis que les dilatés sont généralement constipés (1).

Palpation profonde proprement dite de l'Estomac.

Historique. — La palpation profonde proprement dite de l'estomac est une méthode d'exploration manuelle mise récemment au point par Haussmann, de Berlin (1907 et 1910), et à laquelle s'étaient déjà exercés Glénard en 1899, Obraszow en 1895, et Conheim en 1901. En France, Pron (d'Alger) s'en est fait le propagateur convaincu.

Son intérêt clinique. Sa possibilité. — La méthode de palpation profonde de Haussmann « permet d'acquérir sur la situation et la contractilité de l'estomac des données précises ». Elle n'est, il faut le dire de suite, pas possible chez tous les sujets, car elle exige

(1) Les malades à clapotement épigastrique sont en général constipés et ont les intestins peu dilatés ; chez eux, le côlon transverse se sent presque toujours à la palpation.

une certaine laxité de la paroi abdominale; à l'état normal, Haussmann n'a senti la grande courbure que dans 25 0/0 des cas et le pylore que dans 18 0/0 des cas ; chez les dyspeptiques, dont l'atonie de la paroi abdominale favorise la palpation profonde, Pron a senti le bord inférieur de l'estomac dans 70 0/0 et le pylore dans 30 0/0 des cas.

Technique. — Le malade est étendu sur une chaise longue ou un divan plutôt dur, les épaules légèrement relevées, les lombes bien appliqués sur le plan où il repose. Il respire amplement et lentement, en expirant fortement et en faisant une longue pause après l'expiration, afin de relâcher complètement à ce moment la musculature abdominale. Le médecin, assis à la droite du malade, déprime la paroi abdominale avec la main droite *allongée en pronation forcée* et faisant effort de son bord radial; il s'efforce ainsi de rapprocher le plus possible la paroi antérieure de l'abdomen de la colonne vertébrale. Une fois la paroi déprimée, la main exécute des mouvements de palpation, en empêchant tout glissement de la peau ; la main, la peau et la paroi sous-jacente ne doivent, en effet, former qu'un seul plan explorateur; on profite de chaque expiration pour explorer un point déterminé.

Palpation du bord inférieur de l'estomac. — En exerçant ainsi un mouvement de haut en bas dans la région du bord inférieur de l'estomac (délimité approximativement par la recherche du niveau où cesse le bruit de clapotage), on arrive soit immédiatement, soit après quelques tâtonnements (qui, dans certains cas, peuvent être très longs), à sentir un *ressaut* (une « marche d'escalier ») donnant l'impression d'un pli de vêtement ; c'est le bord inférieur de l'estomac. L'exploration de la grande courbure doit être prolongée ; elle indique fidèlement l'état de contractilité de l'estomac et il n'est pas rare de la voir monter instantanément de 1 ou 2 centimètres.

Ce bord inférieur de l'estomac offre, à la palpation profonde, trois caractères fondamentaux qui permettent de le différencier de certains organes voisins ; ce sont :

1° Le *ressaut* décrit ci-dessus ;

2° Un *bruit de gargouillis*, se produisant à chaque mouvement que la main exécute de haut en bas ;

3° Un *mouvement d'ascension ou de descente* spontané, au contact de la main. La pression exercée par celle-ci et le massage profond qu'elle exécute provoquent, en effet, une contraction assez forte et même parfois un spasme, chez les estomacs ayant conservé une tonicité normale. Cette contraction se traduit par une élévation du pli gastrique, qui, chez certains sujets, se maintient pendant les quelques minutes que dure la palpation ; chez d'autres, le bord inférieur de l'estomac revient rapidement à son niveau initial, ou au-dessous, indiquant ainsi un estomac épuisé ; dans un troisième groupe, au lieu d'un mouvement d'ascension, il se produit une inhibition motrice, qui se traduit par un relâchement du bord inférieur et sa descente au-dessous de son niveau primitif. Il y a là un renseignement de premier ordre sur le degré de la motricité gastrique.

A ces trois caractères fondamentaux, il faut joindre un autre phénomène, qui se constate assez souvent : *l'abaissement du bord inférieur pendant l'inspiration*, quand on diminue la pression exercée par la main tenue immobile. Assez fréquemment aussi, on observe la *douleur à la pression*, parfois intolérable, tant qu'on appuie sur le bord inférieur de l'estomac ou au-dessus de lui, et qui cesse dès que la pression porte au-dessous.

A côté de ces caractères spécifiques, il y a des caractères différentiels, qui permettent de distinguer le bord inférieur de l'estomac du côlon transverse, avec lequel il risquerait souvent d'être confondu. Le bord inférieur de l'estomac ne donne jamais, comme le côlon tranverse, l'impression d'un cylindre aplati que les doigts font rouler facilement ; il peut être remonté par les doigts, mais jamais abaissé, alors que le côlon peut l'être ; le pli formé par le bord inférieur de l'estomac est beaucoup moins épais que celui du bord inférieur du côlon transverse ; ce dernier ne change pas de place en se contractant sous l'influence de la palpation et on lui sent un bord supérieur. Enfin, le côlon transverse, pressé verticalement par la pulpe des doigts, est rarement le siège d'un bruit de gargouillis.

En général (60 à 70 0/0 des cas), le bord inférieur de l'estomac est senti sur une largeur assez grande : 13 à 18 centimètres (sans compter la région pylorique); il forme une ligne horizontale ou oblique, plus ou moins régulièrement concave vers le haut, que l'on peut suivre souvent jusqu'aux fausses-côtes gauches, qui parfois s'arrête brusquement à cause de l'épaisseur des muscles droits ; à droite, elle se continue avec le pylore. Quelquefois (20 à 30 0/0 des cas), le bord inférieur tend à former une poche. Exceptionnellement (dans 5 à 10 0/0 des cas), le bord inférieur de l'estomac prend une forme de sac pendant verticalement ou à peu près. Pour un même sujet, le bord inférieur de l'estomac peut présenter des formes et des dimensions différentes, au cours d'examens successifs ; ces variations tiennent à l'état de fatigue ou de bien être général, ainsi qu'à la quantité et à la qualité des aliments absorbés au repas précédent.

Palpation du pylore. — En passant à droite de la ligne xyphoïdo-ombilicale, on sent — aussi bien à jeun qu'après un repas — une masse allongée, de consistance ferme, comparable à un boudin ou à un doigt. Les premières fois que l'on sent ce boudin, on a l'impression de rencontrer une tumeur. Il s'agit, en réalité, de la région pylorique, reconnaissable à sa forme allongée transversalement et ne dépassant pas quelques centimètres, à son volume qui rappelle celui du côlon en état de spasme, à sa consistance dure, un peu spéciale — que je comparerai volontiers à celle d'un câble caoutchouté de la grosseur d'un doigt —, à sa contractilité intermittente, à sa situation à côté de la cavité gastrique et à sa continuation avec le bord inférieur de l'estomac, quand celui-ci est appréciable à la palpation.

Normalement, le pylore est trop profondément situé pour être senti. Chez les sujets sains, il est situé très haut, près de l'appendice xyphoïde (dans la position couchée). La plupart du temps, chez les gastropathes, le câble ou boudin pylorique est facile à palper; mais, chez la majorité des dyspeptiques, l'estomac est dilaté ou abaissé et le pylore devient plus facilement accessible : on le sent aux environs de l'ombilic, quelquefois au-dessous, le plus souvent au-dessus. Ce qui frappe, toutes les fois que le pylore peut être senti, c'est sa situation nettement à droite. Quand on explore l'hypocondre droit, il faut donc toujours penser à la possibilité de la présence du pylore sous les doigts ; lorsque l'estomac est en position normale, on pourrait confondre le pylore avec la vésicule biliaire, si l'on ne songeait pas à ce diagnostic différentiel; on peut aussi confondre avec un segment d'un des muscles droits de l'abdomen ; les caractères indiqués ci-dessus permettent de reconnaître le boudin pylorique, et la percussion de l'estomac permet le contrôle en indiquant la situation de la partie prépylorique.

Battements épigastriques. — La *palpation* de l'épigastre fait parfois constater dans cette région des battements isochrones au pouls, que l'on ne constate pas à l'état normal. Parfois très superficiels, au point que la simple application du doigt, sans pression, permet de les constater, ils sont d'autres fois situés plus profondément et exigent une pression assez forte pour être perçus. La maigreur du sujet n'est pas une condition indispensable. Chez quelques malades, on ne les perçoit que pendant l'expiration.

Glénard a montré que le battement épigastrique a le plus souvent son siège à gauche de la ligne médiane, sur un trajet exactement correspondant à celui de l'aorte, sur une longueur qui peut varier de 2 à 5 centimètres, limitée en haut par l'extrémité antérieure de la 9e côte gauche, en bas par l'ombilic ; la largeur de cette ligne pulsatile atteint, mais ne dépasse pas 1 centimètre. La pression de la région pulsatile est d'habitude indolente.

Ces battements aortiques s'observent surtout dans les états névropathiques, dans les dyspepsies et les ptoses abdominales.

Palpation du côlon.

L'exploration du côlon fournit des signes objectifs variables avec le degré de déchéance du tube digestif examiné. Elle révèle, tout d'abord, une inégalité de forme, de calibre et de consistance des portions droite et gauche du côlon, c'est-à-dire du cæcum et du côlon ascendant d'un côté, et du côlon descendant de l'autre, qui sont facilement accessibles à la palpation, par suite de leur situation sur la paroi profonde des fosses iliaques. Le transverse, au contraire, se dérobe souvent aux recherches du médecin, car il flotte en quelque sorte sans appui immédiat dans la cavité abdominale.

En général, le cæcum se présente sous la forme d'une *masse* plus ou moins allongée et volumineuse, alors que, dans la fosse iliaque gauche, on trouve un *cordon* de relief plus ou moins accusé, d'une résistance et d'un calibre variables. Le transverse se présente toujours sous la forme d'un cordon peu différent de celui formé par le côlon descendant.

Palpation du Cæcum.

A l'état normal, Glénard et Sigaud estiment que la palpation ne peut pas distinguer le cæcum des autres éléments de la région du flanc droit. Ils ne partagent donc pas l'avis de Bouveret, qui « sent le cæcum dans la fosse iliaque droite, même à l'état normal ». Il faut reconnaître qu'il est d'autant plus facile de délimiter le cæcum que celui-ci est plus éloigné de l'état normal. En règle générale, la recherche du cæcum est facile : il siège habituellement dans la fosse iliaque droite, plus ou moins rejeté en dedans sous le muscle grand droit, souvent complètement en dehors de lui ; il descend rarement jusqu'au détroit supérieur du petit bassin ; plus souvent, il est remonté vers la région sous-hépathique, si l'on n'a pas eu soin de l'immobiliser au préalable.

Technique. — Avant de procéder à la palpation spéciale du cæcum, il faut « tâter » la sensibilité de la région, qui peut être hyperesthésiée et où une pression peu ménagée risquerait de causer une douleur très vive.

Glénard applique le *procédé de palpation dit « du glissement »*. Pour cela, il faut : 1° déprimer la paroi abdominale antérieure qui recouvre le flanc droit, suivant une ligne verticale parallèle au cæcum et placée en dehors du siège présumé du boudin cæcal, c'est-à-dire entre lui et l'épine iliaque antérieure, à trois travers de doigt environ en dedans de cette épine ; cette dépression rectiligne sera opérée par les extrémités juxtaposées des doigts, soit de la main droite si l'on est à droite du malade, soit de la main gauche si l'on est à sa gauche, soit même des deux mains réunies et placées dans le même plan ; la compression sera dirigée d'avant en arrière vers l'angle sacrovertébral ; — 2° *faire glisser la ligne de compression* sur le plan sous-jacent : *d'abord de dehors en dedans* jusqu'à ce qu'on rencontre la tuméfaction cylindrique formée par le boudin cæcal et qu'on ait franchi de dehors en dedans le relief formé par l'intestin sténosé, *puis de dedans en dehors* après avoir augmenté la pression ; le cæcum étant ainsi « accroché » par les doigts, on le sentira « sauter », « rouler » sur le plan sous-jacent. — Glénard préfère aborder le boudin cæcal par son bord externe, parce qu'en cet endroit la paroi abdominale est plus mobile, se prête plus facilement à un déplacement latéral et parce que, du côté interne du cæcum, se trouve le muscle droit antérieur dont la contraction peut gêner l'accès de cet intestin ; puis, le faire sauter de dedans en dehors, parce que le relief du boudin cæcal s'accuse encore par la résistance de ses moyens d'attache à la propulsion en dehors que lui imprime la main.

Sigaud conseille, pour bien apprécier le relief du cæcum, de pratiquer l'*amplexation du flanc droit*, afin de s'opposer à la fuite du côlon ascendant vers la région sous-hépatique : à cet effet, le médecin entoure le flanc droit du malade avec sa main gauche, le pouce placé en avant et les doigts en arrière ; il fait respirer fortement le sujet deux ou trois fois et, à chaque inspiration, alors que le cæcum est refoulé en bas, il enserre fortement le flanc de la main gauche ; grâce à cette manœuvre, le cæcum — sans

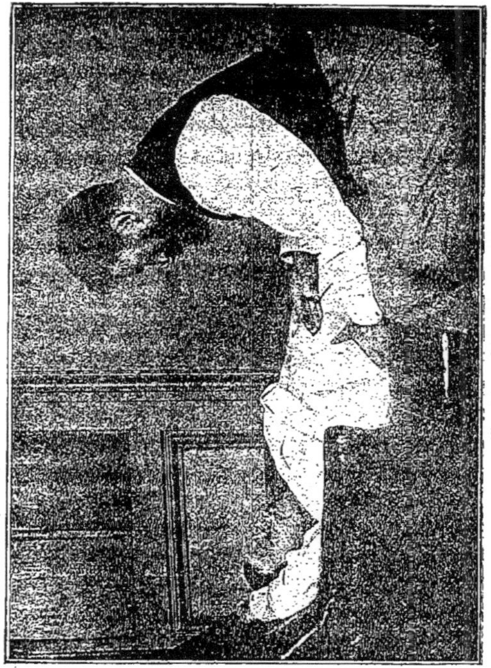

Fig. 32. — Palper du cæcum.
La main gauche de l'explorateur pratique l'amplexation du flanc droit du malade, tandis que sa main droite explore le cæcum avec le bord cubital.

issue du côté de l'hypocondre — se trouve emprisonné dans la fosse iliaque droite. Ainsi immobilisé, le cæcum est exploré avec le bord cubital de la main droite (qui tend à le refouler dans la paume de la main)et avec la partie cubitale de la pulpe des doigts rapprochés, en allant de dedans en dehors, du bord externe du muscle grand droit vers l'épine iliaque antéro-supérieure droite; dans ce déplacement, la main rencontre le cæcum, qui la fait ressauter. Tel est le procédé d'exploration très simple, que nous avons adopté.

Divers aspects du cæcum. — Avec Sigaud, nous distinguerons trois aspects du cæcum :

1° D'ordinaire, c'est-à-dire au premier degré du déclin, la cavité cæcale se perçoit sous forme d'une *ampoule* résistante, assez volumineuse pour remplir le creux de la main ; elle varie souvent de volume et de consistance sous la main, se laissant même écraser en faisant entendre un bruit caractéristique de gargouillement, qui semble tenir à ce que le cæcum évacue des liquides mélangés d'air. Notons ici que le *gargouillement cæcal*, dont on a fait un signe pathognomonique de la fièvre typhoïde, est d'une constatation très fréquente et n'a d'autre valeur que de traduire un défaut de tonicité de la cavité cæcale ; c'est un signe de nature analogue au clapotage gastrique et que l'on a signalé dans les cas les plus variés (appendicite chronique, constipation spasmodique, etc.).

2° A cette première phase de distension cæcale, en succède une autre, pendant laquelle la cavité cæcale, — tout en restant assez volumineuse, — est strictement en rapport avec son contenu stercoral, sur lequel ses parois sont accolées : l'ampoule cæcale est devenue le *boudin cæcal.*

Le boudin cæcal est moins volumineux que l'ampoule; il se présente sous la forme d'un cylindre presque régulier, à grand axe vertical, dont le diamètre varie de 2 à 5 centimètres au maximum; ce boudin est perceptible sur une longueur de 4 à 5 travers de doigt. Il est assez souvent rejeté un peu en dedans; on peut alors ne sentir que son bord externe. A la pression, le boudin cæcal donne plus la sensation d'empâtement que celle de gonflement; il est d'ordinaire plus dur, plus consistant que l'ampoule et il est souvent crépitant plutôt que gargouillant; il est très rare d'y provoquer par la pression un bruit de clapotage trahissant la présence de liquides. La tension du boudin cæcal peut être accrue par la pression : on sent l'intestin se durcir sous les doigts et se réduire à la grosseur du pouce; assez fréquemment, on constate des alternatives de contraction et de relâchement : en prolongeant la palpation quelques minutes (car contraction et relâchement se succèdent lentement), on éprouve des sensations de durcissement, puis d'affaissement; il n'est pas rare qu'à quelques instants d'intervalle deux observateurs constatent l'un le cæcum relâché, l'autre le cæcum contracté. Mathieu et Roux pensent — lorsque le cæcum est ainsi contractile — qu'il s'agit quelquefois, sous une forme discrète, de contractions péristaltiques exagérées, semblables à celles que l'on rencontre d'une façon si marquée au cæcum en cas de sténose du coude droit du côlon et à l'estomac en cas de sténose pylorique; il semble, en effet, que le cæcum, en se contractant avec vigueur, veuille lutter contre un obstacle. Ces contractions exagérées sont, le plus souvent, dues à des poussées de spasme, qui se résolvent par intermittences et ne vont pas jusqu'au spasme permanent et à la rétraction en corde.

3° A un stade plus avancé de la déchéance digestive, le cæcum se présente sous une troisième forme objective. Au premier abord, la fosse iliaque droite paraît vide et l'observateur est surpris de ne point rencontrer la masse cæcale (ampoule ou boudin) à laquelle sa main est habituée. En prolongeant ces recherches, le médecin arrive à percevoir profondément un *cordon* étroit, mou, aux parois amincies qui, dès qu'il est saisi, « laisse échapper un cri », sorte de râle gargouillant, puis instantanément se change en un cordon dur, arrondi, donnant la sensation d'un *tuyau de pipe*. Sous l'influence d'une palpation prolongée, ce cordon en tuyau de pipe réagit par une série de relâchements et de resserrements alternatifs, mais en gardant toujours un volume notablement réduit, un aspect plus ou moins filiforme, un défaut de tonicité vraiment caractéristique. Il s'agit d'un côlon particulièrement affaibli et atone. Le cordon cæcal se trouve dans les états de déclin avancé, et tout le gros intestin présente alors un calibre uniforme, depuis le cæcum jusqu'au rectum.

Sensibilité du cæcum a la pression. — La pression du cæcum occasionne assez souvent une légère douleur pongitive, qui se dissipe lorsqu'on prolonge la pression. Mais elle peut, en outre, provoquer des douleurs irradiées. Les plus fréquentes de ces irradiations sont, d'après Glénard : la douleur dans la région rétro-lombaire droite vis-à-vis du point comprimé ; — douleur en arrière de l'hypocondre gauche ou vers l'extrémité antérieure des neuvième et dixième côtes de ce côté, et alors la pression de l'hypocondre gauche éveille une douleur dans le flanc droit ; — douleur à l'épigastre ou au mésogastre, alors même que, dans la région sus-ombilicale, on n'ait trouvé aucune sensibilité à la pression ; — douleur dans le flanc gauche ; — douleur simultanée à l'hypocondre droit ou au mésogastre.

J.-J. Matignon a appelé l'attention (1909) sur un signe très fréquent dans l'entérocolisme : la pression du cæcum est douloureuse et retentit douloureusement en un point symétrique du côté gauche ; il y a, à la fois, douleur locale et douleur du côlon descendant. Cette provocation à distance de la douleur est reversible : la pression de l'S iliaque est douloureuse et, en même temps, sans que le malade sente la propagation se faire le long du tractus intestinal, il éprouve en un point homologue du côlon ascendant une douleur identique à celle que la palpation avait éveillée du côté gauche. A ce petit signe de l'entéro-colisme, Matignon a donné le nom de *Télépathie segmentaire homonyme provoquée.* Cette propagation à distance de la douleur est due à l'hyperesthésie intestinale ; elle est d'autant plus nette que le spasme est plus accusé et disparaît quand il cesse. Laraillet pense que l'exploration manuelle du cæcum ou de l'S iliaque réveille, par acte réflexe, une onde péristaltique ou antipéristaltique, qui se répercute douloureusement sur les points spasmés de l'intestin. Ce signe peut se montrer chez des malades porteurs d'une lésion inflammatoire de l'intestin, aussi bien que chez ceux présentant seulement des troubles fonctionnels en relation avec de l'irritation ou de l'excitation des plexus abdominaux.

On peut encore provoquer à distance la douleur du cæcum en refoulant vers lui le contenu du côlon transverse et du côlon ascendant ; Lardennois considère la douleur ainsi provoquée comme un bon signe de ptose cæcale, dans le syndrome du *cæcum mobile;* cette douleur disparaît lorsqu'on refoule de bas en haut le contenu du cæcum prolabé vers le côlon, sans violence et en s'y reprenant à plusieurs fois. On comprend que la pression exacerbe la douleur en exagérant la distension du cæcum ou en provoquant une contracture, et que la pression de bas en haut soulage les malades en favorisant la déplétion cæcale. — Ajoutons que la palpation permet toujours d'apprécier la typhlatonie et la typhlectasie qui sont symptomatiques du cæcum mobile; on sent un gros cæcum gargouillant sous les doigts, parfois clapotant, véritable tumeur molle, qui vient au contact de la paroi abdominale tout près de l'arcade crurale et que l'on peut déplacer aisément vers la ligne médiane. La palpation décèle également la douleur au point de Mac Burney.

Palpation de l'Appendice.

Glénard, Sigaud et la plupart des cliniciens estiment que l'appendice cæcal ne peut être senti qu'exceptionnellement au-dessous du cæcum. L'appendice, dit Glénard, même lorsqu'il forme un cordon épais et allongé, est inaccessible dans le petit bassin où il est plongé. Beaucoup de chirurgiens prétendent que, chaque fois que l'appendice peut être perçu, il est le siège d'une inflammation chronique. Ewald, Nothnagel et surtout Haussmann admettent la possibilité de palper l'appendice; Haussmann affirme avoir réussi à palper l'appendice 11 fois sur 50 personnes examinées.

La limite inférieure du cæcum est facile à reconnaître à sa forme arrondie. De cette extrémité, se détache, souvent appréciable à la palpation, un petit corps arrondi, parfois sensible, qui n'est généralement pas vertical, mais oblique en bas et en dedans, ou bien transversal : c'est l'appendice iléo-cæcal. Une fois qu'on l'a sous le doigt, il faut —comme le conseille Jalaguier — le faire rouler tout doucement : alors on le sent durcir et devenir un véritable cordon. Nous avons ainsi senti, rarement d'ailleurs, l'appendice chez des sujets à parois minces et flasques.

Technique. — Jaworski et Lapinski, qui se sont efforcés de résoudre la question discutée de la palpation de l'appendice, ont arrêté la méthode suivante. D'après ces auteurs, pour palper l'appendice, il faut :

1° Que cet organe soit couché transversalement en dedans ou obliquement en bas sur le muscle psoas-iliaque. S'il est dirigé en haut, il est recouvert par le cæcum et on ne peut pas le sentir. Or, la direction transversale ou oblique se rencontre, d'après les autopsies, dans 64,8 à 84 p. 100 des cas (Sudsukis et Lafargue) et, sur le vivant, les conditions sont certainement encore meilleures quand les intestins sont moins gonflés ;

2° Que la paroi abdominale ne soit pas trop épaisse, ni trop tendue. Une paroi épaisse n'est d'ailleurs pas toujours un obstacle, pourvu qu'on puisse la déprimer suffisamment pour la mettre en contact avec le psoas;

3° Que le psoas soit tendu; pour cela, le sujet doit lever le membre inférieur en extension à 0 m. 50 au-dessus du plan du lit; dans 52 p. 100 des cas, les auteurs ont pu palper ainsi le psoas;

4° Que la palpation ne soit pas faite avec la pulpe des doigts, mais avec le bord externe de l'index droit, qui sera placé transversalement sur la région iléo-cæcale et la déprimera jusqu'à ce qu'on sente les bords internes rigides du psoas. Alors, par un va et vient, on sent un cordon dur et cylindrique, dont la consistance varie suivant la durée de la pression.

Sur 800 hommes sans symptômes appendiculaires, ces auteurs ont pu palper nettement l'appendice, de cette façon, 412 fois (51,5 p. 100). 320 fois la direction de l'appendice était transversale par rapport au psoas et 92 fois oblique. L'épaisseur de l'appendice était variable : d'une grosse ficelle à un mince cordon, à une plume d'oie ou plus épais encore. La longueur était difficile à apprécier; la partie accessible mesurait de 2 à 5 centimètres.

Sensibilité de l'appendice a la pression. — Dans les 412 cas où l'organe était palpable, il était douloureux 270 fois et très douloureux 23 fois. L'irradiation de la douleur est intéressante à noter; il y a eu 64 fois irradiation : 25 fois vers le creux épigastrique, 18 fois vers l'ombilic, 18 fois vers la fosse iliaque gauche,

3 fois vers l'hypocondre droit. Dans 3 cas, il y eut double irradiation : une fois vers le creux épigastrique et l'ombilic, une fois vers l'ombilic et le pubis, une fois vers le creux épigastrique et l'hypocondre gauche. Ces irradiations sont importantes à connaître pour le diagnostic de l'appendicite larvée.

Les recherches de Jaworski et Lapinski montrent donc que, dans plus de la moitié des cas, l'appendice est facilement palpable. Mais la question se pose de savoir si un appendice palpable est normal ou malade.

Sensibilité de l'appendice a la distension. — L'appendice présente une sensibilité très nette à la distension ; il est facile de provoquer cette distension, en même temps que celle du cæcum, en exerçant une pression remontante sur le côlon en allant de gauche à droite. Rovsing, de Copenhague, provoque ainsi indirectement la douleur au point de Mac Burney quand il y a appendicite. La technique est la suivante : la main gauche, mise à plat sur l'abdomen, s'avance du côté droit, le long de la ceinture pelvienne vers la fosse iliaque gauche ; il faut repousser en dedans les anses grêles et presser fortement le côlon descendant sur le plan résistant sous-jacent. Alors les doigts, qui compriment énergiquement, remontent doucement vers l'angle splénique, de façon que le contenu du côlon, ainsi soumis à une pression élevée, agisse par la tension exagérée des gaz sur la région cæco-appendiculaire et y réveille la douleur, la valvule de Bauhin s'opposant au passage des gaz du cæcum dans le grêle. Il n'y a, d'après Rovsing, que dans les cas où le cæcum et l'appendice sont atteints qu'une pression sur le côlon descendant sain provoque la douleur typique au point de Mac Burney; on peut de cette façon provoquer, sans dangers, en cas d'appendicite aiguë, la douleur symptomatique, et différencier par suite les nombreux cas où l'appendicite aiguë aussi bien que chronique prête à confusion avec une autre affection de la fosse iliaque droite.

C'est un signe utile, qui mérite d'être recherché; mais nous ne croyons pas à sa valeur, d'une façon absolue, car on produit par le même moyen, à la fois la distension du cæcum et celle de l'appendice, et nous l'avons déjà vu préconisé par Lardennois, pour différencier la ptose cæcale de l'appendicite. Or, l'appendicite chronique accompagne souvent le cæcum mobile; et dans l'appendicite chronique avec cæcum dilaté, il est fort difficile de distinguer ce qui se rapporte à l'appendicite ou au cæcum mobile (Pierre Duval).

Palpation du Côlon transverse.

Le transverse flotte au milieu de l'abdomen, dans la masse gastro-intestinale, sans avoir de plan résistant sous-jacent qui permette de l'immobiliser pour l'étudier. Il est, de plus, recouvert par les muscles grands droits et peut être masqué par eux s'ils sont assez développés. On parvient néanmoins assez fréquemment à préciser, par la palpation, le siège et le calibre du transverse.

Technique. — Glénard a préconisé, pour la recherche du transverse, le procédé de palpation « par glissement ». Le malade étant dans le décubitus dorsal et dans le relâchement le plus complet possible des parois abdominales, il faut : 1° à la fin d'un mouvement d'inspiration, déprimer à l'aide, soit du bord radial ou du bord cubital de la main, soit des extrémités juxtaposées des doigts, la paroi antérieure de l'abdomen jusqu'à la face antérieure de la colonne vertébrale, suivant une ligne transversale placée à 3 centimètres au-dessus de l'ombilic ; 2° faire glisser *de haut en bas* la ligne de compression autant que le permet la mobilité verticale de la paroi antérieure de l'abdomen. Si l'on perçoit un relief, qu'on puisse le faire « rouler » sur le plan sous-jacent et le franchir alternativement de haut en bas et de bas en haut, le faire « sauter » sur chacun de ses bords supérieur et inférieur, ce relief n'est autre que le transverse rétracté et formant une *corde* plus ou moins épaisse. Si l'on ne perçoit aucun relief, il faut déplacer de plus en plus bas la ligne primitive de compression, jusqu'à ce qu'elle atteigne la limite inférieure où peut siéger le transverse, et à chaque repriso, autant que le permet la mobilité de la paroi, glisser de haut en bas sur le plan osseux cette ligne de compression.

Lorsque la corde transverse, au lieu d'être médiane, est latérale, lorsqu'il s'agit de ce qu'on pourrait appeler un demi-cercle, l'accès en est plus sûr si on aborde la corde, non par la paroi antérieure, mais par la paroi latérale, car c'est sur la face latérale de la colonne qu'il faut la faire glisser. Dans ce cas, c'est avec la pulpe du pouce que l'on cherche la corde ; pour cela, la paume de la main étant placée sous la région lombaire du côté examiné, de telle sorte que le pouce laissé en avant puisse en déprimer la paroi antérieure jusqu'à sa rencontre avec la face latérale de la colonne, on n'a plus qu'à faire glisser de haut en bas cette ligne de compression exercée par le pouce pour sentir, quand il existe, le relief de la demi-corde transverse.

Nous avons rencontré la corde transverse beaucoup plus souvent sur les côtés des muscles droits abdominaux que sur la ligne médiane, sans doute parce qu'elle y est plus facile à palper. Il est d'ailleurs rarement nécessaire, pour sentir le transverse, même sur la ligne médiane, de déprimer, comme l'indique Glénard, la paroi abdominale jusqu'à la colonne vertébrale. Le plus souvent il suffit, pour le trouver, d'appuyer plus ou moins légèrement les deux mains à plat de chaque côté de la ligne médiane en pressant la pulpe des doigts et en faisant glisser ceux-ci verticalement le long de la ligne médiane de l'abdomen, depuis la région épigastrique jusqu'au pubis ; en passant au-dessus du transverse, les doigts ressautent légèrement et donnent l'impression qu'une corde transversalement tendue fuit en remontant. Nous avons senti, de cette façon, le transverse beaucoup plus souvent qu'en exerçant une compression très forte (que peu de malades supporteraient), et cela sans aucun doute, car maintes fois il nous a été donné de percevoir sous les doigts des crépitations et de fines bulles gazeuses. En cas d'insuccès, il est parfois préférable d'immobiliser les mains en différents points et de faire respirer fortement le malade; le transverse descend dans les mouvements d'inspiration et vient effleurer la pulpe des doigts, en donnant un petit ressaut ou une sensation de contact plus ou moins nette.

Le transverse se présente plus ou moins tendu entre ses deux angles droit et gauche, décrivant presque toujours une courbe à concavité supérieure. Sa situation est très variable : généralement un peu au-dessous de l'ombilic, il peut remonter au-dessus ou au contraire descendre très bas et se rencontrer près du pubis. Il arrive qu'on puisse palper le transverse d'un hypocondre à l'autre; mais ces limites sont d'ordinaire difficiles à préciser : l'angle droit est caché sous le foie et peu accessible, et il est rare de trouver l'angle gauche qui le continue avec le descendant.

Le volume et la consistance du transverse reproduisent le plus souvent le volume et la consistance du côlon descendant. L'épaisseur peut être réduite à celle d'un porte-plume ; elle a le plus souvent celle d'un doigt, mais peut atteindre deux et même trois travers de doigt. Quand le transverse est rétracté et vide, la consistance est celle d'un « faisceau musculaire en relâchement », sinon elle est pâteuse ou dure ; le transverse peut même exceptionnellement présenter un aspect moniliforme, marronné, caractères d'un intestin chargé de scybales. — Une pression légère détermine à la longue l'éclosion, sous les doigts, d'une fine crépitation, en même temps que le durcissement du transverse.

Le transverse est mobile dans le sens vertical, de haut en bas et de bas en haut, mais non latéralement. Il est souvent facile de l'accrocher avec les doigts et de l'attirer un peu en bas ; quand il est situé au-dessus de l'ombilic, on peut en général l'abaisser d'environ trois travers de doigt ; plus il est situé bas au-dessous de l'ombilic, plus grande est l'amplitude de l'excursion qu'on peut lui faire parcourir de bas en haut. Dans la majeure partie des cas, le transverse est insensible à la pression ; mais les tiraillements qu'on exerce lorsqu'on réussit à l'accrocher et à l'attirer en bas provoquent parfois des douleurs.

Le transverse est d'autant plus facile à palper que le malade est maigre, constipé et a des parois abdominales minces et molles; mais on le trouve aisément aussi chez les sujets gras à ventre flasque. Le transverse peut ne pas être décelé à la palpation, à cause de la contracture des droits antérieurs de l'abdomen ou bien parce qu'il est recouvert par l'estomac. Il faut d'ailleurs éviter, dans la recherche du transverse, de le confondre avec l'un des ventres musculaires des grands droits ou avec la grande courbure de l'estomac qui décrit, elle aussi, une courbe à concavité supérieure; mais les faisceaux musculaires des droits ne se mobilisent pas; nous avons indiqué précédemment le diagnostic différentiel entre le bord inférieur de l'estomac et le transverse.

Palpation du Côlon descendant.

Le côlon descendant se trouve normalement dans la fosse iliaque gauche, en dehors du muscle grand droit, conditions qui rendent son examen aisé; en avant, en effet, la paroi abdominale, constituée par les muscles oblique et transverse, est relativement faible et facile à déprimer, tandis qu'en arrière le côlon se trouve appliqué sur l'os coxal revêtu du muscle iliaque. Dans des cas exceptionnels, il est rejeté en dedans sous le muscle droit et est, par suite, peu accessible, ou en bas vers le petit bassin. Chez les sujets les plus difficiles à examiner, en particulier dans les cas de « ventres fermés », le côlon descendant est encore un des viscères qu'on peut retrouver le plus facilement, précisément en le rejetant en dehors, en pleine fosse iliaque. Néanmoins, dans ces cas, notamment chez des sujets obèses ou demi-obèses, la palpation peut être négative.

TECHNIQUE. — Pour examiner le côlon descendant, il faut d'abord le fixer dans sa place. A cet effet, le médecin appuie sa main gauche sur le muscle droit du côté gauche, et essaie de refouler en dehors le côlon descendant : la pulpe de l'index et du médius droits, promenée transversalement du muscle droit à l'épine iliaque antéro-supérieure gauche du malade, rencontre en chemin l'organe à examiner,qui s'isole aisément sur le plan résistant de la fosse iliaque.

Les aspects et les caractères du côlon descendant sont très variés. Le plus souvent, on trouve le descendant *tendu* sur son méso, court et rétracté; il est seulement susceptible de petits déplacements transversaux. Très rarement, il est flottant, et comme retenu par un lien relâché : c'est le *côlon flottant* (1).

(1) Côlon flottant : les segments du côlon ne sont plus tendus — comme normalement — et ne font plus ressaut sous la main qui cherche à les mobiliser dans le sens normal à leur direction physiologique. Le transverse est au-dessous de l'ombilic et forme un arc de cercle à concavité supérieure; le cæcum et le côlon ascendant sont plus ou moins remontés vers le foie et fuient sous la main qui cherche à les saisir; le côlon descendant, qui est en général le segment le moins flottant, se laisse toutefois aisément

Chez certains sujets, le côlon descendant peut être suivi jusqu'à l'angle gauche du transverse, point souvent douloureux au palper chez les sujets irritables ou sensibles. Lorsque le transverse s'abaisse, son anse gauche s'accole au descendant et on constate au palper un double ressaut; c'est la forme en « double canon de fusil ».

L'exploration manuelle du côlon descendant révèle ordinairement un cordon ayant environ le volume du pouce, régulièrement arrondi, de consistance ferme, roulant sous les doigts dans le sens transversal; c'est cet état du côlon descendant que Sigaud appelle *sténose spasmodique*. Cet état spasmodique franc du côlon n'est point constant et présente des variations au cours d'une même phase digestive; souvent, au cours d'un examen, on sent — sous les doigts — naître et disparaître la sténose spasmodique : on perçoit, au début de l'exploration, un côlon étroit, mou, au point que l'organe à peine senti se laisse écraser, ses deux parois glissant l'une sur l'autre, et

ramener vers la ligne médiane et mobiliser sur une grande étendue sans produire de ressaut. En même temps qu'ils deviennent flottants, les segments du côlon perdent leur relief tranchant et leur consistance dure ; le cæcum forme un empâtement diffus, et le reste du côlon est mou. Le calibre est moyen et sensiblement uniforme sur toute la longueur de l'organe ; les parois glissent l'une sur l'autre et paraissent limiter une lumière de forme aplatie, d'aspect irrégulier; parfois, le côlon descendant est encore capable d'entrer momentanément en spasme et forme un gros cordon, régulièrement arrondi, modérément dur. — Cet état du côlon, que révèle seule la palpation profonde, est un signe d'inertie digestive (Sigaud).

qui, tout à coup, se transforme sous la main en un cordon dur, d'autant plus dur que la palpation est plus prolongée; inversement, on sent un cordon dur devenir mou, rubané, et d'un relief à peine perceptible, laissant passer quelques bulles gazeuses qui font entendre un râle gargouillant fin ou un bruit de crépitations humides.

A un stade plus avancé de déchéance du tube digestif, le côlon descendant reste dans un état de sténose à peu près constante : la sténose spasmodique du côlon s'est accusée, au point que l'organe forme comme un tube de petit calibre, d'une grande dureté, un petit cordon dur, filiforme, c'est le *côlon en tuyau de pipe* de Sigaud. Ce tuyau de pipe colique rappelle le « cordon cæcal », mais il est plus grêle, plus dur, d'une consistance moins fragile. On a peine à reconnaître le côlon dans ce cordon si mince; chez des sujets maigres, on hésite à le distinguer des faisceaux de l'aponévrose du muscle grand oblique, qui suivent une direction sensiblement parallèle dans la région de la fosse iliaque. Parfois, ce descendant au diamètre réduit est figé sur de petites scybales dures qu'il immobilise ; cette sorte de chapelet montre bien qu'il s'agit du gros intestin.

Interprétation des signes objectifs révélés par la palpation des divers segments du côlon.

Glénard a insisté sur un état de rétraction du côlon qui rend cet organe perceptible sous la forme d'une corde plus ou moins épaisse, et il a donné à ce signe objectif le nom de *corde colique*. Les cas dans lesquels le côlon tout entier est à l'état de corde sont assez rares ; la corde colique totale ne se rencontre guère que dans la côlite muco-membraneuse de quelque intensité ; les angles seuls échappent à l'exploration. La corde colique descendante se perçoit beaucoup plus fréquemment que la corde colique transverse, et surtout que la corde colique ascendante.

Pour Glénard, la corde colique est due à l'état de vacuité du côlon, dont la cavité vide de gaz se rétracte et s'efface. Il n'admet pas que cette corde soit attribuable à une colite chronique, pas plus qu'à un état spasmodique de l'intestin ; il estime qu'il s'agit d'une sténose atonique, en rapport avec la ptose de l'intestin ; cette sténose intestinale serait définitive : un calibre nouveau se serait substitué d'une façon définitive au calibre normal de l'intestin, pour adapter le tube intestinal à des conditions fonctionnelles différentes, imposées par la maladie. Il va plus loin encore en soutenant que les caractères objectifs de la dilatation du cæcum (clapotement, soulèvement de la paroi abdominale du flanc droit) sont, question de capacité de l'intestin mise à part, les mêmes que les caractères objectifs de la sténose du cæcum, dont ils ne diffèrent que par leur intensité plus grande; l'atonie intestinale serait donc un caractère commun à la dilatation et à la sténose du cæcum et, en général, de l'intestin.

Mathieu et Roux ne partagent pas cette manière de voir. Ils estiment que la corde colique est due au spasme du gros intestin. Ils signalent, en effet, la coexistence du spasme et de la corde colique : *a*) dans tous les cas de colite aiguë ou subaiguë, où le spasme est accusé par l'inflammation de la muqueuse; la palpation montre alors manifestement la rétraction du côlon, qui se présente sous l'aspect d'un cylindre douloureux et de diamètre restreint; — *b*) dans le cas de colite muco-membraneuse, de ptose, de constipation chronique; — *c*) chez les personnes qui pratiquent habituellement des lavages de l'intestin sous une pression trop considérable, laquelle amène précisément la contraction spasmodique de l'intestin. — Le spasme du côlon se rencontre avec une fréquence extrême chez les névropathes; il y a chez eux une prédisposition incontestable à une exagération de la contractilité des tuniques musculaires de l'intestin. — La constipation accompagne fréquemment la corde colique et l'on conçoit aisément que la rétraction de l'intestin puisse être la cause même de la constipation;

les selles prennent alors souvent l'aspect de petites scybales ovillées, que la palpation permet de sentir distribuées en chapelet le long du côlon descendant, qui semble rétracté sur elles. — On observe également la coexistence fréquente de la corde colique et du spasme du côlon chez les malades atteints de ptose abdominale, ce qui peut s'expliquer en partie par le tiraillement des organes ptosés sur le système nerveux sympathique ; la corde et le spasme coliques seraient ainsi la conséquence et non — comme le pense Glénard — la cause des ptoses abdominales. Mathieu et Roux admettent d'ailleurs la combinaison du spasme et de l'atonie, qui leur paraît fréquente. Lorsqu'il existe une corde colique descendante et qu'en même temps on trouve un cæcum en gros boudin de consistance pâteuse (par suite des matières fécales qui y sont accumulées) ou bien distendu par des gaz et présentant du clapotage, on est porté à penser que le cæcum a épuisé sa tonicité et a été vaincu dans la lutte qu'il a engagée pour vaincre l'obstacle opposé par le descendant resserré, soit par spasme vrai, soit par simple rétraction tonique. On peut admettre, dans ce cas, la combinaison d'une tonicité exagérée du côlon descendant avec une tonicité insuffisante du cæcum. Il ne faut donc pas conclure de l'état du cæcum à celui du gros intestin tout entier. Il y a lieu cependant de faire remarquer que « le même cæcum peut se présenter à des examens différents tantôt à l'état de relâchement passif, tantôt à l'état de contraction active : il y a des variations et des alternances entre le spasme et l'atonie dans le temps, de même qu'il y en a dans l'espace. »

Il est bien difficile, en clinique, de dire où finit la rétraction tonique et où commence la rétraction spasmodique. On est d'accord pour admettre l'existence de celle-ci dans tous les cas où la corde colique est douloureuse; il faut reconnaître que l'existence de la douleur sur le trajet du côlon rétracté est un gros argument en faveur du spasme actif, un argument contre la rétraction passive. Tandis que la corde colique spasmodique indique la constipation spasmodique, la dilatation du côlon, son peu de résistance à la palpation, la présence dans le cæcum ou l'S iliaque d'un gros boudin gorgé de matières pâteuses sont des signes propres à la constipation atonique.

Sigaud a montré l'intérêt que présentent, au point de vue de l'évolution, les renseignements fournis par la palpation des différents segments du côlon. Tenant compte de la synergie avec laquelle fonctionnent les différentes parties du tube digestif, il a établi les rapports qui existent entre les signes objectifs relevés simultanément sur ces divers segments.

1° La distension cæcale qui se manifeste par la forme en *ampoule* est le pendant de la distension gastrique, et les gargouillements cæcaux rappellent les bruits de clapotage gastrique. Sigaud, ayant constate, d'autre part, la coïncidence de la distension cæcale avec la *sténose spasmodique franche* du transverse et du descendant, en déduit que la distension de l'estomac coïncide avec la sténose spasmodique du pylore ; il considère l'estomac avec le pylore comme une grande cavité à col court, le cæcum avec le reste du côlon comme une petite cavité à long col;

2° A un stade plus avancé de la maladie, on trouve d'une part : *sensation de flot gastrique plus accusée que le bruit de clapotage*, et distension avec affaissement partiel de la cavité gastrique, — d'autre part : *boudin cæcal et côlon en tuyau de pipe*, ces deux signes objectifs indiquant en général une constipation opiniâtre. Cet ensemble de signes (gastriques et côliques) se constate chez un très grand nombre de malades dont la vitalité digestive est compromise par le fait de l'ancienneté de la maladie ou de traitements intempestifs, mais qui, néanmoins, est encore susceptible de suffire à une fonction subnormale pendant de longues années;

3° A l'affaissement fonctionnel de l'estomac, traduit par la *sensation de flot*, correspond le *cordon cæcal.* Ce dernier signe objectif marche de pair avec un *calibre uniforme de tout le gros intestin*, depuis et y compris le cæcum jusqu'au rectum. Le transverse est alors très souvent insaisissable et le descendant forme un cordon dépourvu de relief, affaissé, presque rubané; parfois, ce cordon se soulève pour laisser passer quelques fines bulles gazeuses, dont la constatation enlève toute espèce de doute sur la nature de l'organe que l'observateur a sous la main. Cette uniformité de calibre du côlon tout entier, constatable quel que soit le moment de l'exploration, cette absence de distension cæcale et de sténose spasmodique franche pendant la phase digestive, est l'indice d'un côlon particulièrement affaibli et atone, dont l'effort fonctionnel est à peine appréciable. Le tube digestif tout entier est dans un état d'asthénie profonde. Le pronostic est mauvais.

Parfois, le côlon de calibre uniforme révèle l'irritabilité excessive : la palpation la plus modérée, la plus délicate, suffit à faire naître, avec un léger gonflement de l'organe, un gargouillement dans le cæcum et des crépitations dans le côlon descendant. En outre, le palper superficiel de l'abdomen donne l'impression d'un ballon de baudruche faiblement gonflé. Tout le système abdominal paraît dépourvu de résistance, mais doué encore d'une certaine élasticité, qui se réveille à la moindre excitation. Dans ce cas, le médecin doit penser, — non plus seulement à une phase de l'évolution naturelle de la maladie, — mais encore à un état morbide subaigu dépendant d'une cause irritante surajoutée : le plus souvent, il s'agit de malades qui usent et abusent des purgatifs, laxatifs, dépuratifs, etc.., toutes substances qui ont une action franchement altérante sur les tuniques digestives.

4° Le *ballottement gastrique* est l'équivalent du *côlon flottant;* ce sont deux signes objectifs de l'inertie digestive, de l'épuisement de la vitalité du tube digestif. On les trouve dans la convalescence des maladies aiguës graves, à la période de déclin confirmé.

PALPER DE L'ABDOMEN DANS LA STATION DEBOUT

L'examen du malade, pour être complet, doit être encore pratiqué debout. Cette position ne donne pas autant de renseignements que l'examen dans la station couchée, mais elle permet de contrôler certains signes physiques.

Le malade se tient debout, sans appui, sans raideur, le ventre bien découvert. Le médecin, également debout, se place derrière le malade et passe ses bras de chaque côté de celui-ci ; ainsi placé, il apprécie mieux la tension abdominale (1) que dans la station couchée : les muscles de la paroi abdominale gênent moins l'exploration, car leur tonicité est mise en jeu pour soutenir la masse viscérale, et le palper les fait moins se contracturer ; la contracture des muscles grands droits notamment est diminuée,

(1) Sigaud recommande au médecin débutant, — qui a presque inévitablement tendance à confondre la tension abdominale avec la tension de la paroi abdominale, — de faire de la masse digestive interne l'objet exclusif de sa pensée pendant qu'il procède au palper.

aussi l'examen des ventres « fermés » dans la station debout peut-il rendre des services; il permet d'apprécier, entre les diverses régions de l'abdomen, des différences qui passent inaperçues dans l'examen couché ; alors, par exemple, que, le malade étant couché, la rénitence paraît uniforme, debout, au contraire, telle région se révèle plus molle ou plus pâteuse que telle autre. Le palper debout permet surtout de pratiquer l'épreuve de la sangle.

Épreuve de la Sangle.

Au palper abdominal, se rattache un signe clinique, dont Glénard comprit le premier l'importance et qu'il révéla aux praticiens : l'épreuve de la sangle. Sigaud et L. Vincent ont insisté sur la valeur de ce signe, encore ignoré d'un trop grand nombre de médecins, et ont complété à ce sujet les recherches de Glénard.

Ce signe est tiré des signes objectifs et des symptômes subjectifs qu'on observe soit lorsqu'on soulève l'hypogastre du sujet placé dans la station debout, soit lorsque, après avoir soulevé l'hypogastre, on le laisse retomber. A cette double expérience, Glénard a donné la désignation d'épreuve et contre-épreuve de la sangle. Nous préférons dire, avec Sigaud, que l'épreuve de la sangle comporte deux temps.

Technique. — Pour pratiquer l'épreuve, le malade

est debout, le médecin se place immédiatement derrière lui et, de ses deux mains se rejoignant en forme de sangle en avant de l'abdomen et exactement au-dessus du pubis, il soulève la masse abdominale en refoulant les viscères plus ou moins en arrière. Ce refoulement des viscères est accentué progressivement jusqu'à ce qu'il procure au malade un soulagement, une sensation de soutien et de bien-être. On le prolonge jusqu'à ce que soit bien fixée la pression optima qui donne au malade le plus grand soulagement. Puis, le médecin retire brusquement ses mains et laisse tomber d'un seul coup la masse abdominale.

Variétés de l'épreuve. — L'épreuve peut être : négative, positive ou paradoxale.

L'épreuve est *négative* quand le ventre ne se laisse ni déprimer ni relever au premier temps de l'épreuve et que sa situation n'est, par suite, pas davantage modifiée au deuxième temps. Pas plus au premier qu'au second temps, le sujet n'éprouve de sensation agréable ou pénible. Il est évident que les organes abdominaux sont, en pareil cas, suffisamment soutenus par la paroi abdominale et par leurs ligaments, et qu'une sangle n'est d'aucune utilité. S'il s'agit, au contraire, d'un ptosique, au premier temps on fait remonter et au deuxième temps on fait retomber plus ou moins la masse abdominale, même chez les sujets les plus maigres ; de plus, le sujet éprouve

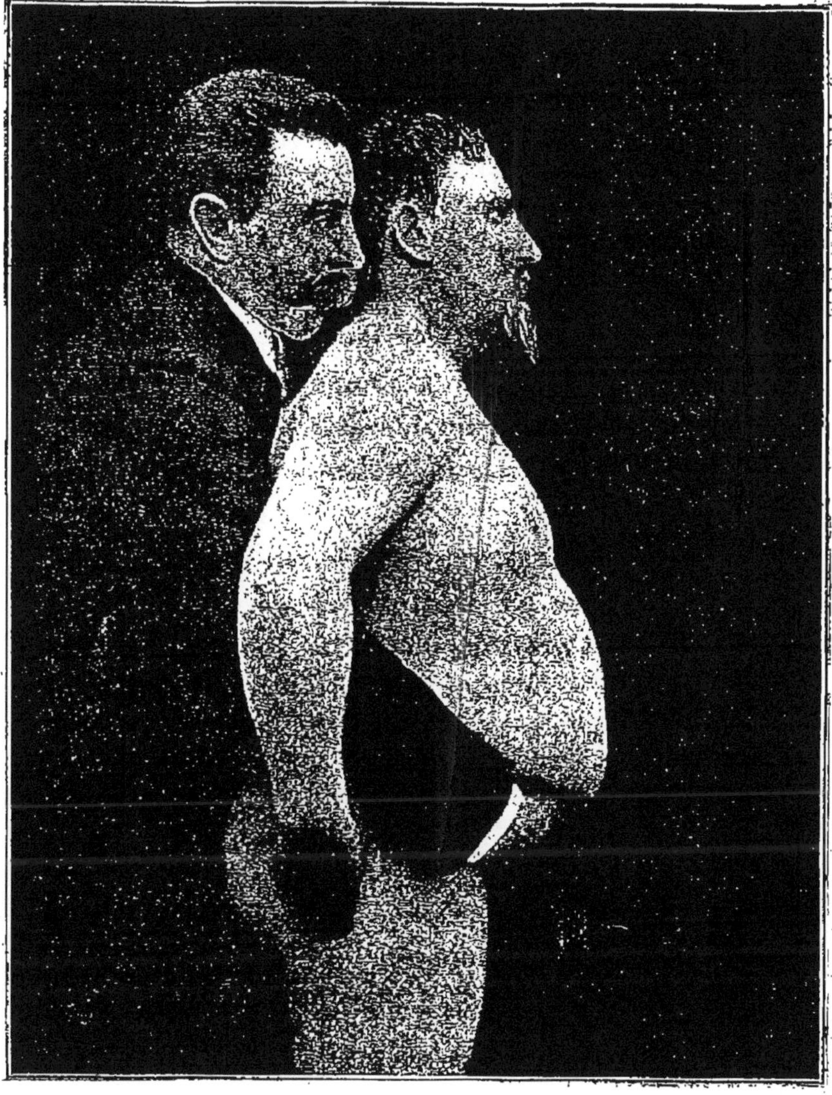

Fig. 33. — Epreuve de la sangle (1er temps). Vüe de profil.
Les mains du médecin soulèvent en haut, mais sans l'écraser, la masse des viscères abdominaux.

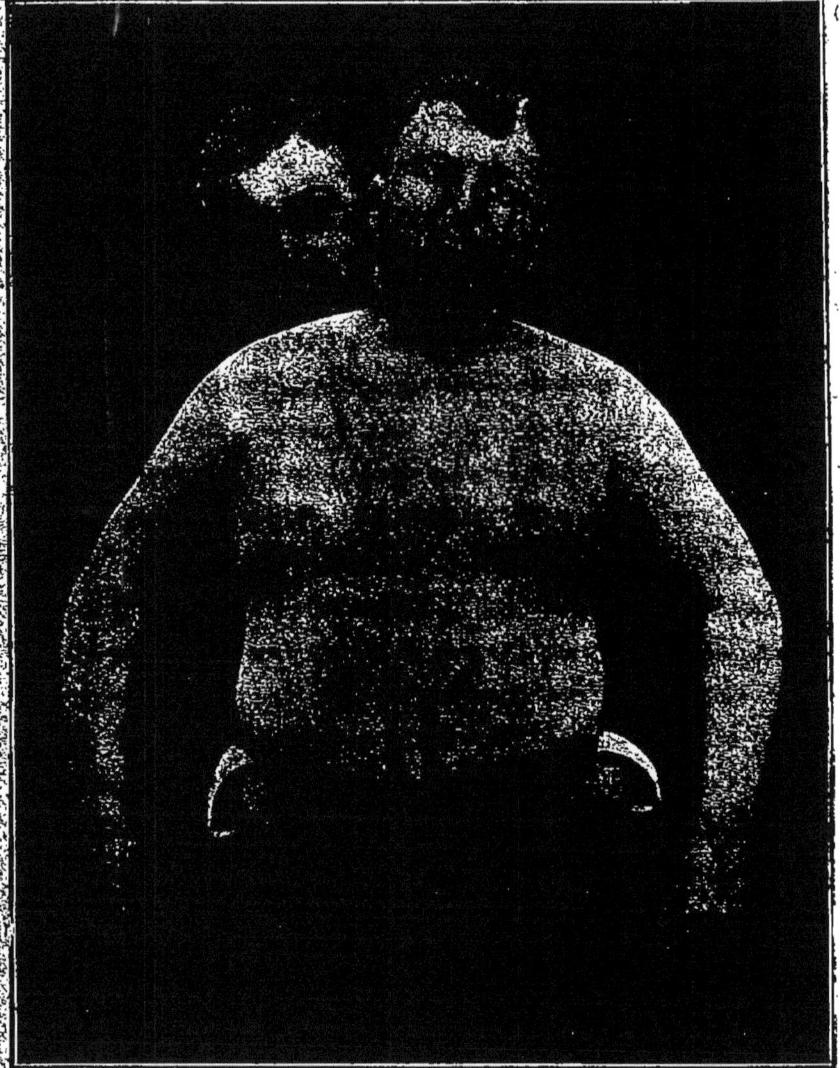

Fig. 34. — Epreuve de la sangle (1er temps). Vue de face.

des sensations très caractéristiques : soutenu par l'épreuve de la sangle, il se sent instantanément soulagé, il éprouve un sentiment d'euphorie, il respire mieux ; au second temps, l'abandon à elle-même de la masse abdominale lui donne une sensation pénible de descente, de tiraillement et fait réapparaître immédiatement sa faiblesse, son délabrement, son creux à l'estomac ; il se rend compte très nettement que « son ventre tombe ». Cette chute du ventre provoque une douleur variable ; elle est parfois si vive qu'elle occasionne un vertige, voire même une syncope : la figure du malade s'altère brusquement, s'émacie, pâlit sur les pommettes, tandis que le pouls tombe de 65-70 pulsations à 50.

Lorsque l'épreuve est ainsi positive, elle peut l'être aux deux temps ou bien à l'un des deux seulement. *L'épreuve positive complète* donne une sensation de bien-être au premier temps et une douleur plus ou moins vive au deuxième. Si le malade est seulement soulagé par le relèvement de la masse intestinale, l'épreuve est dite *positive au premier temps.* Si le malade n'éprouve aucune détente à ce premier temps, mais ressent une douleur au moment où la sangle formée par les mains s'éloigne en laissant retomber la masse viscérale, l'épreuve est dite *positive au deuxième temps.*

Très variable est le degré de relèvement capable de produire la sensation de soulagement. Lorsqu'un simple contact, à peine un appui au-dessus du pubis, procure une sensation de bien-être, l'épreuve est dite *simplement positive*. Lorsqu'il est nécessaire, pour obtenir ce soulagement, d'opérer une forte pression au-dessus du pubis et de pénétrer profondément dans l'abdomen, au point que la paroi abdominale atone fait un bourrelet débordant au-dessus et retombant au devant des mains du médecin, l'épreuve est dite *positive avec pelote*.

Il arrive, dans quelques cas, que l'épreuve est *paradoxale:* loin de soulager, le premier temps de l'épreuve de la sangle cause une gêne, une souffrance et donne même de l'oppression au sujet ; celui-ci ne se trouve à l'aise qu'au deuxième temps, lorsque le médecin cesse brusquement de soutenir l'abdomen. Ce signe se rencontre chez des malades dont l'évolution est beaucoup plus avancée que celle des malades à épreuve positive ; il indique une déformation abdominale ancienne, une réactivité émoussée, un fonctionnement imparfait qui exige une excitation continuelle et pour lequel les tiraillements et déplacements des viscères dans la cavité abdominale sont nécessaires ; l'immobilisation de ces viscères trouble leur fonctionnement et aggrave les malaises. Le repos au lit est alors indiqué ; seul, il permet, au bout d'un temps variable, un ressaisissement capable de faire supporter la sangle. Quelquefois, cependant, il s'agit de sujets pour lesquels en réalité l'épreuve est négative, et qui n'est paradoxale en apparence qu'à cause de leur hyperexcitabilité.

Il n'existe pas de relation nécessaire entre les symptômes à sangle et la grosseur ou le prolapsus du ventre, ni même avec le relâchement de la paroi musculo-aponévrotique de l'abdomen. C'est chez les malades à ventre creusé que la sangle, jadis réservée aux seuls ventres en besace, trouve ses plus urgentes indications et sa plus grande efficacité.

Les trois épreuves de la sangle. — L'épreuve positive est l'indication formelle d'une sangle. Mais un même type de sangle ne convient pas à tous les sujets ; et il importe, pour donner des mesures exactes au bandagiste, que le médecin fasse varier la recherche du premier temps, ainsi que l'a très judicieusement observé Sigaud.

Certains sujets se contentent d'une *épreuve basse*, les mains du médecin étant entrecroisées et appliquées horizontalement juste au-dessus du pubis, ce qui est l'indication d'une petite sangle; d'autres ne sont soulagés que par *une épreuve large :* les doigts, toujours entrecroisés, sont écartés les uns des autres au lieu d'être rapprochés, afin de mettre les mains en contact avec une plus grande surface abdominale. D'autres malades encore se trouvent mieux soutenus quand on pratique l'*épreuve haute* ou *en corset :* les mains, non entrecroisées, sont alors placées obliquement, l'extrémité des doigts dirigée vers le pubis.

Enfin, dans certains cas, les malades ne sont vraiment soulagés que si les mains ne se contentent pas de former sangle, mais encore dépriment profondément la paroi abdominale ; les doigts ne sont alors jamais entrecroisés, quelle que soit l'épreuve, mais se touchent par leur pulpe et refoulent profondément la paroi ; ces malades ne se trouvent bien du port d'une sangle que si cette sangle est doublée intérieurement à sa partie médiane, d'une pelote capable de refouler la paroi de la même façon que les mains du médecin (1).

(1) Une pelote pneumatique, insufflée après l'application de la sangle, fournit — chez les sujets à ventre excavé avec dilatation stomacale prononcée — à celle-ci le point d'appui qui lui manque et transmet la pression dans la direction la plus favorable au relèvement de la masse gastro-intestinale. On obtient ainsi, dans les dilatations les plus accentuées, avec abaissement du fond de l'estomac jusqu'au voisinage du pubis, une ascension du cul-de-sac inférieur atteignant 6 à 8 cm. et même davantage, facile à vérifier sous le contrôle de l'écran (Leven et Barret).

PERCUSSION DE L'ABDOMEN

Notions générales

Définition et objet. — La percussion est une méthode d'exploration qui a pour objet de déterminer l'état physique et l'étendue des organes, en frappant ceux-ci, suivant certaines règles (avec les doigts ou divers instruments), de façon à produire des sons dont les qualités fournissent des renseignements relatifs aux propriétés physiques des organes.

Historique. — Le premier traité sur la percussion date de 1761 et est l'œuvre d'un médecin viennois, Auenbrugger ; il s'appliquait à la percussion du thorax ; cet ouvrage souleva en Allemagne des critiques très vives et finit par tomber dans l'oubli. Grâce à Corvisart, qui le traduisit 50 ans plus tard (1808), on en comprit la valeur et dès lors la percussion fut adoptée comme méthode courante d'investigation clinique pour le diagnostic des affections thoraciques. A la percussion immédiate, Piorry substitua (en 1828) la percussion médiate, qu'il étendit au diagnostic des affections abdominales. Skoda essaya d'interpréter rationnellement les phénomènes observés et tenta d'appliquer les lois de la physique aux bruits de la percussion thoracique. Sigaud, le premier, s'est efforcé de montrer que les lois de l'acoustique fournissent une interprétation précise des phénomènes de tension abdominale.

Etude des bruits de percussion.

Les signes fournis par les bruits de percussion concernent exclusivement les propriétés physiques des organes. Pour pouvoir interpréter, en vue du diagnostic, ces signes purement physiques, il est donc nécessaire de connaître leur mécanisme.

Le Son. — Le son est le bruit perçu par notre oreille. En physique, on définit le son la sensation produite sur l'organe auditif par les vibrations que détermine dans l'air (milieu élastique et compressible) l'ébranlement de tout corps élastique, solide, liquide ou gazeux. En effet, tout corps sonore, c'est-à-dire capable de nous donner l'impression d'un son, exécute en vertu de son élasticité, quand on l'ébranle, des oscillations analogues à celles du pendule, mais beaucoup plus rapides, appelées vibrations ; ces vibrations se transmettent sous forme d'ondes sonores à travers l'air ou à travers tout autre corps.

Qualités du son. — Un son peut être plus ou moins *fort* ou *faible*, plus ou moins *aigu* ou *grave*.

Intensité. — Le son, sur une même note musicale, peut présenter plus ou moins d'intensité. Si l'on considère une lame vibrante, le son qu'elle rendra aura plus ou moins d'intensité selon qu'on écartera plus ou moins la lame de sa position d'équilibre; aussi dit-on, en physique, que la force ou intensité du son dépend de l'amplitude des vibrations et des ondes sonores qui en résultent; plus les vibrations sont étendues, plus le son est fort.

Simon (de Nancy) estime que l'intensité des sons n'a

pas, en clinique, de sens suffisamment défini ; et il substitue à ce terme celui de *durée* ou d'*amplitude*, qualité du son qui est indépendante de l'observateur et de la vigueur plus ou moins grande du choc percuteur. Ainsi, les organes mous, tels que le foie, la rate, etc..., donnent un son bref, alors que les organes qui renferment de l'air donnent au contraire un son plus ou moins ample, suivant la quantité d'air qu'ils renferment.

Tonalité. — La tonalité est la *hauteur* d'un son. La lame vibrante, si on la raccourcit, produit des vibrations de plus en plus rapides, et en même temps le son devient de plus en plus aigu ; la hauteur du son dépend donc de la rapidité des vibrations : elle est d'autant plus grande qu'il se produit un plus grand nombre de vibrations en un même temps.

La tonalité des sons de percussion est plus difficile à apprécier que leur intensité. Mais ces deux qualités du son sont antagonistes : les sons *aigus* ou à tonalité élevée sont en même temps durs et brefs et d'autant plus brefs que leur tonalité est plus élevée, tandis que les sons *graves* ou à tonalité basse sont moelleux et prolongés (Woillez). Les notes les plus graves coïncident avec le maximum de sonorité et, inversement, la tonalité s'élève à mesure que la sonorité diminue ; il existe donc un rapport constant entre la tonalité et la quantité du son. D'une façon générale, la hauteur d'un son est proportionnelle au volume de la masse d'air vibrante ; les corps contenant de l'air rendent à la percussion, toutes choses égales d'ailleurs, un son d'autant plus grave qu'ils en renferment davantage ; quant aux organes complètement privés d'air, ils donnent à la percussion des sons de tonalité élevée. La hauteur du son dépend aussi de la tension des parois ou des parenchymes, qui élève plus ou moins le degré diatonique du son, de la même façon qu'une corde d'instrument de musique rend un son d'autant plus aigu qu'elle est tendue davantage.

Timbre. — Deux sons de même hauteur et de même intensité peuvent différer par une troisième qualité : le timbre. Le timbre résulte de la perception simultanée de plusieurs sons émanés d'un même corps ; il y a coexistence, avec le son principal, de sons accessoires qui donnent au premier un caractère particulier. Cette notion du timbre permet de distinguer le son musical du simple bruit. Quand un corps élastique oscille régulièrement et produit des vibrations parfaitement simples, comme c'est le cas pour les diapasons, il donne naissance à un *son simple.* Mais presque toujours les sons produits sont des sons *composés*, c'est-à-dire formés d'une série de sons simples dont chacun a une hauteur spéciale ; il y a donc association, combinaison de vibrations ayant une rapidité différente ; le son le plus grave et le plus intense est le *son fondamendal,* les autres sont des *sons accessoires ;* lorsque le nombre des vibrations du son fondamental et celui des sons accessoires sont entre eux dans un rapport simple (c'est-à-dire proportionnel aux nombres 1, 2, 3, 4, 5, etc...), on dit que les sons accessoires sont des *harmoniques* du son fondamental. Dans ce dernier cas, le son composé est un *son musical ;* quand, au contraire, les sons accessoires ne sont pas harmoniques du son fondamental, on a un simple *bruit.* C'est la présence des sons accessoires, leur différence de nombre et de force, qui font varier le timbre d'un son composé.

Variétés de sons. — D'après les classiques : en percutant le thorax, dans les régions qui recouvrent le poumon sain, notamment dans les fosses sous-claviculaires, on obtient un son *clair et plein*, d'une défi ni on assez difficile ; ce son n'a pas, en effet, les caractères d'une note de musique et on ne saurait lui assigner une place exacte dans la gamme; mais on apprend assez vite à en connaître le type par expérience. C'est la *sonorité normale*. La sonorité normale peut être diminuée ou augmentée. Elle peut être diminuée au point de donner la même sensation que la percussion de la cuisse : c'est la *matité*, son bref tout à fait obscur, analogue à celui fourni par la percussion de la cuisse et qui est plutôt un bruit qu'un son ; entre la sonorité normale et la matité, il existe naturellement une foule de sons intermédiaires. Quand la sonorité normale augmente sans changer de timbre, on ne lui donne pas de nom spécial ; mais, assez souvent, elle change en même temps de timbre et devient analogue au son fourni par la percussion de l'estomac, dans la région semi-lunaire de Traube, son dont le type s'obtient aisément en percutant sur soi-même les joues modérément gonflées, et qui est celui des *sons tympaniques* ; la tonalité entre aussi en jeu et, suivant les cas, devient plus élevée ou s'abaisse, ce qui donne naissance à des tympanismes graves ou aigus ; le son normal est alors modifié dans ses trois qualités à la fois.

Skoda appliqua le premier les lois de l'acoustique aux bruits de percussion. Il distinguait quatre séries de sons :

1re série : du son plein au son vide ;

2e série : du son clair au son sourd ;

3e série : du son tympanique au son non tympanique ;

4e série : du son aigu au son grave.

La première série est plus que discutable. Par « son plein » et « son vide », Skoda désigne ce que nous entendons par sonorité et matité, ce qui fait double emploi avec le « son clair » et le « son sourd » de cet auteur. Les séries suivantes se rapportent : la deuxième à la clarté du son, la quatrième à la tonalité du son; la troisième série, où le tympanisme sert de critérium, se rapporte, pour beaucoup d'auteurs, au timbre du son.

Woillez estime qu'il ne suffit pas de comprendre entre deux extrêmes de caractères toutes les sonorités de percussion pour les définir. Aussi distingue-t-il les sons d'après leur degré d'*intensité* et de *tonalité*, puis de *timbre*, classification à peu près généralement adoptée aujourd'hui, avec quelques variantes. Il faut remarquer, avec Simon (de Nancy), que l'intensité et la tonalité, même en y joignant le timbre, ne suffisent pas à caractériser les sons de percussion, car ces bruits ne sont pas de véritables sons musicaux, et l'application des lois de l'acoustique à l'étude de ces sons de percussion ne peut avoir qu'une exactitude approximative.

Percussion abdominale.

Alors que le problème de la percussion thoracique roule presque tout entier sur l'un seulement des éléments constitutifs du son : l'*intensité* (1), pour l'abdomen la *tonalité* acquiert une importance égale à celle de l'intensité ; non seulement la sonorité y peut être plus ou moins forte, mais la hauteur des sons de percussion y présente également des variations nombreuses, depuis la tonalité aiguë jusqu'à la tonalité caverneuse. « C'est cette variabilité de la hauteur du

(1) Cependant, contrairement à l'opinion de Woillez, qui considère le tympanisme comme un son d'intensité exagérée, nous rapportons, avec beaucoup d'auteurs, le tympanisme au *timbre* du son.

son qui fait la valeur clinique de la percussion du ventre, et qui rend l'étude de ce procédé d'examen à la fois intéressante et difficile » (L. Vincent).

Ce qui rend plus compliquée l'étude des sonorités de percussion de l'abdomen, quand on la compare à celle du thorax, c'est l'intervention, dans la production de ces sons, des gaz qui remplissent la cavité digestive. Simon (de Nancy) estime que les organes creux donnent un son plus ou moins ample suivant la *quantité* d'air ou de gaz qu'ils renferment; mais, en ce qui concerne la cavité digestive, les choses ne sont pas aussi simples : les parois de cette cavité possèdent une certaine tonicité et les gaz que cette cavité renferme sont, par suite, sous tension. Contrairement à ce qui est admis généralement, la quantité d'air ou de gaz contenue dans la cavité digestive varie peu chez un même individu et reste toujours à peu près constante ; ce n'est donc pas seulement de la quantité de ces gaz qu'il faut tenir compte pour interpréter les phénomènes de percussion de l'abdomen, mais aussi et surtout de leur degré de *tension*. Notons ici que plus la tension d'une masse gazeuse est considérable, moins l'intensité des sons de percussion est forte et plus leur tonalité est élevée. Le volume de la masse vibrante, qui dépend de la tension, exerce une influence de même sens sur l'intensité et la tonalité du son de percussion : plus ce volume est petit, moins le son est intense et plus la tonalité est haute; plus ce volume est grand, plus l'intensité du son est grande et plus la tonalité est basse.

C'est donc une erreur de croire que l'on peut, comme le laisse supposer Woillez, appliquer à la percussion du ventre les théories de la percussion thoracique. Il ne faudrait pas conclure non plus des données classiques précédemment exposées que la percussion des régions stomacale et intestinale donne toujours des sons tympaniques; l'uniformité de la sonorité abdominale est loin d'être la règle; habituellement, le ventre présente des zones de sonorité variables au point de vue de l'intensité et de la tonalité du son : en règle générale, les régions stomacale et hypogastrique droite donnent des sons plus intenses et de tonalité plus basse que les autres régions de l'abdomen.

L'appareil digestif rend des sons de percussion qui lui sont absolument propres. Sigaud, qui a montré tout l'intérêt de la percussion abdominale, répartit les sons qu'elle fournit en trois catégories :

Le *son simple*, c'est-à-dire qui paraît simple à l'oreille, est caractérisé par des vibrations de faible amplitude ; il est, par conséquent, d'intensité faible. Il peut être bas, moyen ou élevé, suivant le nombre de ces vibrations dans l'unité de temps. C'est, pour l'abdomen, l'analogue du son clair pulmonal ;

Le *son résonnant*, qui résulte de l'augmentation de la sonorité normale. La résonnance est donc un son plus intense que le son simple, caractérisée par des vibrations d'amplitude plus grande que celle des vibrations du son simple, et son intensité est proportionnelle à l'amplitude des vibrations. Considérée au point de vue de la hauteur du son, la résonnance est basse, moyenne ou élevée, suivant le nombre de ces vibrations dans l'unité de temps;

Le *tympanisme*, son de timbre nettement musical, c'est-à-dire qui semble caractérisé par la présence d'harmoniques superposées au son principal. Il est faible (vibrations de courte amplitude) ou intense (vibrations de grande amplitude); et dans les deux cas, il est, suivant le nombre des vibrations dans l'unité de temps, bas, moyen ou élevé.

Interprétation des sons abdominaux.

Le tube digestif n'a pas une paroi relâchée, inerte, mais au contraire une paroi vivante, vibratile, toujours dans un certain état de tension. Il renferme des gaz, une masse alimentaire en état de digestion plus ou moins avancé, et il est recouvert lui-même par la paroi abdominale. La percussion de cet ensemble produit une superposition de vibrations de nature différente ; la tension intra-gazeuse dépendant de l'état de tonicité de la paroi digestive, il en résulte que l'action de l'air et des gaz inclus dans la cavité digestive sur la qualité des sons obtenus par la percussion doit être accessoire; les sons fournis par la membrane digestive sont modifiés par la paroi abdominale, mais cette dernière influe très faiblement sur les qualités des sons de percussion, ainsi que l'ont montré des expériences faites sur le cadavre; elle vibre d'ailleurs à l'unisson du tube digestif, dont elle suit les fluctuations physiologiques; elle constitue donc une constante de faible valeur, négligeable ici, et les variations constatables dans les sons obtenus à la percussion traduiront, en définitive, celles de la paroi du tube digestif lui-même.

Ce qui constitue l'intérêt de l'utilité et la percussion abdominale, dit Léon Vincent, c'est précisément ce fait que les modifications de la sonorité du ventre, quelle qu'en soit la cause immédiate, reconnaissent pour cause médiate et générale des modifications parallèles du tonus gastro-intestinal et nous fournissent, par conséquent, des renseignements précieux sur la vitalité du tube digestif. La percussion, en révélant les mille nuances de la sonorité abdominale, surprend la fonction à tous les moments de son évolution; *sonorité abdominale* est synonyme de *sonorité digestive*.

Lois élémentaires de la vibration des corps. — Deux lois fondamentales permettent d'interpréter les sons obtenus par la percussion, en établissant les relations qui existent entre les qualités d'un son et l'état de tension de la tunique digestive:

1° L'intensité du son est en raison inverse de l'épaisseur des membranes ;

2° La hauteur du son est en raison directe de l'épaisseur et en raison inverse de la surface des membranes vibrantes.

Si l'on considère, avec Sigaud, une cavité digestive théorique en état de fonctionnement, on constate que la sonorité varie suivant la façon dont cette cavité se comporte vis-à-vis de la masse alimentaire. L'observation semble démontrer, en effet, que si le bol alimentaire ne participe lui-même que dans une faible mesure aux vibrations acoustiques qui résultent de la percussion, sa présence influe sur la sonorité abdominale par son action excito-motrice à l'égard de la membrane digestive. Quand la fonction s'accomplit normalement, physiologiquement, il y a adaptation parfaite du contenu et de la membrane digestive, sans effort et sans réaction violente de la part de celle-ci ; le péristaltisme s'accomplit dans ses limites physiologiques : les ondes de dilatation et de resserrement sont d'une faible amplitude, la percussion donne un *son simple*. Si le travail digestif est laborieux, prolongé et suppose un effort plus violent, l'amplitude des ondes péristaltiques dépasse les limites physiologiques et la cavité digestive se laisse distendre momentanément ; il s'agit ici d'une distension *active*, d'un effort de contraction qui n'aboutit pas ; le son est alors plus intense et plus grave : il y a *résonnance*. Quand le contenu alimentaire est en disproportion trop accentuée avec les forces de la cavité digestive, soit par sa masse, soit par ses qualités nocives, la distension, au lieu de se produire peu à peu, est instantanée et poussée d'emblée à son maximum ; il en résulte une tension extrême de la paroi, une sorte de « tétanisation » de la cavité incapable de s'adapter à sa fonction, un arrêt complet du travail digestif; la contraction de la paroi n'a pu aboutir et la cavité entière est restée comme figée au milieu de sa contraction; la tension est telle que la plus légère vibration imprimée à un point quelconque de la paroi se propage à la cavité tout entière, qui vibre à l'unisson en formant une véritable caisse de résonnance; il en résulte un son d'un éclat musical : le *son tympanique*, qui se distingue essentiellement du son ordinaire et de la simple résonnance par sa plus grande richesse en harmoniques; le timbre du son tympanique est d'ailleurs extrêmement variable. Le tympanisme peut diminuer d'intensité et de durée, — dans la station debout, par exemple, alors que la contraction des tuniques digestives atteint son paroxysme, — au point de se confondre avec la *matité :* l'impression produite sur l'oreille se rapproche de celle d'un bruit ; mais tandis que le bruit est dû à des vibrations qui ne sont pas exactement périodiques, la matité représente un son de faible intensité et d'une durée très courte.

Chacun de ces trois sons peut avoir lui-même plusieurs variétés. Le son simple, comme la résonnance et le tympanisme, peut être élevé, moyen ou bas.

Technique de la percussion abdominale.

L'abdomen doit être percuté dans les deux stations horizontale et verticale. Le sujet est d'abord couché dans le décubitus dorsal, dans la même attitude que pour la palpation de l'abdomen, et le médecin s'assied à la droite en regardant la tête de son malade. Puis ce dernier se met debout, et relève ses vêtements jusqu'à la hauteur des mamelons, le médecin restant assis en face du malade.

La technique de la percussion abdominale est la même que celle du thorax. Mais nous ne croyons pas inutile de la rappeler ici. La percussion de l'abdomen se pratique avec les deux médius. On applique toute la face palmaire de la main gauche sur la région de l'abdomen que l'on veut percuter, en moulant en quelque sorte sur elle le médius; suivant la région percutée, on donne à ce doigt une position transversale, verticale ou oblique. Selon les cas, il doit aussi exercer une pression plus ou moins forte sur l'abdomen. Le médius de la main droite sert de marteau ; on le fléchit à angle droit, et avec son extrémité on frappe perpendiculairement la phalangine ou la phalangette du médius gauche; on frappe, non avec la pulpe, mais avec l'extrémité du doigt, il est donc utile que l'ongle soit coupé court. Tous les mouvements nécessaires à la percussion doivent se passer dans l'articulation du poignet, et non dans celle du coude ou de l'épaule, afin de donner au choc une grande légèreté et d'éviter des coups brusques. La force à donner au coup peut d'ailleurs varier suivant le résultat qu'on veut obtenir; lorsque le son est bas et résonnant, le médius gauche doit appuyer légèrement sur la paroi abdominale, tandis que le médius droit vient le frapper lentement, presque sans élasticité; quand le son est élevé ou tympanique, le médius gauche doit déprimer davantage les tissus sous-cutanés et le médius droit percuter à la fois rapidement et énergiquement, comme s'il donnait une sorte de pichenette.

Le nombre des coups à donner varie suivant les cas : si l'on cherche à déterminer la *tonalité* et le *timbre* des bruits de percussion, il vaut mieux ne frapper qu'une fois ou, si l'on donne plusieurs coups, les séparer par des intervalles assez longs. Au contraire, l'*intensité* du son sera mieux appréciée par plusieurs coups successifs et rapprochés les uns des autres.

Délimitation de l'estomac par la percussion.

L'estomac est très accessible à la percussion par sa face antérieure, surtout dans la région sous-mammaire gauche. Rien n'est plus facile que de déterminer par la percussion sa *limite supérieure*, car le son stomacal est plus intense que celui du poumon sus-jacent et d'un timbre différent. Cette limite supérieure de l'estomac correspond en général à une ligne transversale passant à droite par l'appendice xyphoïde et atteignant à gauche la ligne axillaire moyenne. Nous avons constaté par la percussion, confirmée par la radioscopie, que la limite supérieure de l'estomac correspond, à l'état normal, au 5e cartilage costal. Mais elle peut descendre au-dessous; le fait se présente notamment chez les tuberculeux : ceux-ci, comme l'ont fait remarquer Gouraud et Paillard, ont, du fait de leurs lésions du sommet, de l'emphysème vicariant de la base, qui refoule l'estomac de quelques centimètres en augmentant les dimensions verticales du poumon. D'après Pacanowski, qui l'a déterminé avec précision, le bord supérieur de l'estomac se trouve, à la percussion : sur la ligne parasternale, dans le 5e espace intercostal ou sur le bord inférieur de la 5e côte, — sur la ligne mamillaire, du 5e espace à la 7e côte, — sur la ligne axillaire antérieure, du bord inférieur de la 7e côte à celui de la 8e côte, jamais au-dessous de cette dernière limite. La ligne qui réunit ces différents points est courbe, à concavité inférieure; entre elle et le rebord costal gauche, s'étend un espace de forme plus ou moins ovalaire, *espace semi-lunaire de Traube* (1),

(1) Les épanchements liquides considérables de la plèvre gauche,

au niveau duquel le son pulmonaire est remplacé par une sonorité très différente, qui n'est autre que le son stomacal. Ce son spécial, tympanique, est dû à la quantité notable des gaz qui remplissent la zone supérieure de l'estomac; il présente d'ailleurs, à l'état physiologique, diverses variations d'amplitude et de tonalité, suivant l'état de réplétion ou de vacuité de l'organe, et suivant la tension des gaz qui y sont renfermés. Lorsque la « poche à air » contient peu de gaz, elle résonne insuffisamment à la percussion et sa délimitation d'avec le poumon peut alors prêter à quelque hésitation ; l'état de réplétion complète de l'estomac fait également disparaître la sonorité tympanique. Il en est de même quand il s'agit d'un sujet emphysémateux, dont la résonnance pulmonaire est élevée. Lorsqu'il existe du liquide en même temps que des gaz dans l'estomac, on obtient par la percussion un son particulier appelé *son hydro-aérique*, qui n'est autre chose qu'un son tympanique à timbre métallique, rappelant le bruit de pot fêlé; ce son peut se produire chez presque tous les sujets, après l'absorption d'une certaine quantité d'eau.

Le bord inférieur peut également se différencier à

en refoulant le diaphragme, font disparaître l'espace semi-lunaire de Traube, dont le son tympanique fait place à un son mat. De même dans les péricardites exsudatives. Tant qu'il n'intervient aucune cause extra-gastrique : pleurale, hépatique ou splénique, la limite supérieure de l'estomac décelable à la percussion reste constante.

la percussion, mais avec beaucoup moins de facilité.

C'est une chimère, dit Glénard, que de vouloir, par la percussion, décider si l'on a affaire, en un point donné de l'épigastre, à l'estomac ou au côlon. Il estime que, dans la zone comprise entre deux lignes transversales passant l'une par les mamelons, l'autre par le pubis, il est impossible, — sauf pour la région cæcale, — d'affirmer par la seule percussion que cette sonorité n'est pas provoquée par le côlon transverse. Cependant, il reconnaît qu'il est parfois possible de déceler, par la seule percussion, le siège du transverse, quand la sonorité a le même ton, le même timbre que celle du cæcum et qu'elle est ininterrompue entre ces deux régions, en passant par le coude côlique droit.

Glénard est ici trop absolu. Il est certain que la présence du côlon transverse qui, théoriquement, doit se trouver au-dessous de la grande courbure de l'estomac, rend parfois fort difficile, ainsi que nous nous nous en sommes rendu compte, la fixation de la limite inférieure : lorsqu'il est distendu par des gaz, il rend à la percussion une sonorité tympanique très voisine de celle de l'estomac. Mais il est néanmoins possible, dans un grand nombre de cas, de délimiter la limite inférieure de la grande courbure de l'estomac, comme nous l'avons pu constater à maintes reprises par comparaison avec la radioscopie. Il importe surtout de tenir compte, dans cette recherche, du degré et de l'étendue de la sonorité stomacale, en général beaucoup plus marquée que celle de l'abdomen. C'est surtout quand l'abdomen est météorisé, même légèrement, ou quand l'estomac est atone, que la délimitation du bord inférieur est délicate.

Le bord droit de l'estomac est toujours facile à déterminer par la percussion. La sonorité stomacale est souvent séparée de la matité hépatique par une zone étroite de demi-matité, due au lobe gauche du foie qui recouvre en partie l'estomac ; très souvent aussi, la partie droite de l'estomac est descendue et complètement dégagée de la masse hépatique, ce qui permet de la délimiter avec plus de précision.

Le bord gauche est moins facilement délimitable, car, dans le décubitus dorsal, le grand cul-de-sac de l'estomac est éloigné de la cage thoracique et la sonorité à la percussion est, par suite, diffuse dans toute la région proche de la ligne axillaire. Il n'est d'ailleurs pas utile de préciser avec une grande exactitude le contour gauche de l'estomac; il importe beaucoup plus d'être fixé sur la situation exacte des trois bords précédents.

Technique. — Le médecin place son médius gauche transversalement quand il veut déterminer les bords supérieur et inférieur, et verticalement quand il recherche les limites droite et gauche de l'estomac. La percussion, faite avec le médius droit, doit être forte pour délimiter le bord supérieur et le bord gauche, à cause de leur éloignement dans le décubitus ; elle doit être faible pour le bord droit et surtout pour le bord inférieur. Pour délimiter le bord inférieur, il est utile — ainsi que l'a recommandé Thiébaut — de pratiquer successivement une percussion forte et une percussion aussi légère que possible; cette dernière donne toujours un son au niveau de l'estomac, alors qu'elle n'en produit pas dans la région de l'intestin ; elle permet ainsi de distinguer l'une de l'autre les sonorités stomacale et intestinale, quand on n'y réussit pas à l'aide de la percussion ordinaire. Dans la recherche du bord droit, il est à conseiller, avec Pron, de rendre plus franche la sonorité gastrique en faisant tourner le malade *légèrement* vers sa droite : on rapproche ainsi le contenu gastrique de la paroi abdominale, et on note à la percussion « un timbre élevé, un peu aigrelet, qui se différencie du son de l'abdomen devenu plus grave par comparaison ».

La percussion doit être effectuée successivement sur le malade couché et debout ; elle permet de constater, chez la très grande majorité des sujets, une modification sensible dans la forme et les dimensions de l'estomac.

Résultats. — En s'aidant d'un crayon dermographique, on arrive — avec une certaine habitude — à délimiter la zone de sonorité de l'estomac et à obtenir une estimation assez exacte des dimensions de cet organe. Nous avons comparé, à diverses reprises, les résultats ainsi obtenus par la percussion à ceux fournis par la radioscopie; nous avons, dans plusieurs cas, délimité *très exactement*, sur des malades debout, les bords supérieur et inférieur de l'estomac, soit avant l'examen radioscopique, soit après et sans en connaître les résultats; lorsque le sujet venait d'absorber immédiatement le lait de bismuth, cette ingestion pouvait favoriser la délimitation en donnant au son stomacal une tonalité spéciale; mais c'est là le seul moyen de se placer dans les mêmes conditions que le radiologue, car il n'est pas douteux que, dans bon nombre de cas, l'absorption du bismuth amène des modifications dans la statique de l'estomac. Nous reproduisons, à titre d'exemple, les résultats obtenus à 10 minutes d'intervalle à l'écran radioscopique et à la percussion, chez un homme de 45 ans, qui fut examiné au service radiologique des Enfants-Assistés. Les discordances qui existent peuvent s'expliquer par le laps de temps qui s'est écoulé entre l'examen à l'écran et la percussion; mais elles pourraient exister aussi, quoique moins sensibles, si la percussion avait eu lieu aussitôt après l'examen à l'écran, car la précision des calques radiographiques est contestable. « Il suffit, dit M. Aubourg, que le même opérateur fasse successivement deux calques du même estomac, pour s'apercevoir que les images ne seront pas exactement superposables ; car le temps matériel nécessaire pour prendre un calque est une raison pour que l'estomac ait changé la place de son bas-fond, que surtout le malade ait respiré, et même qu'il ne se

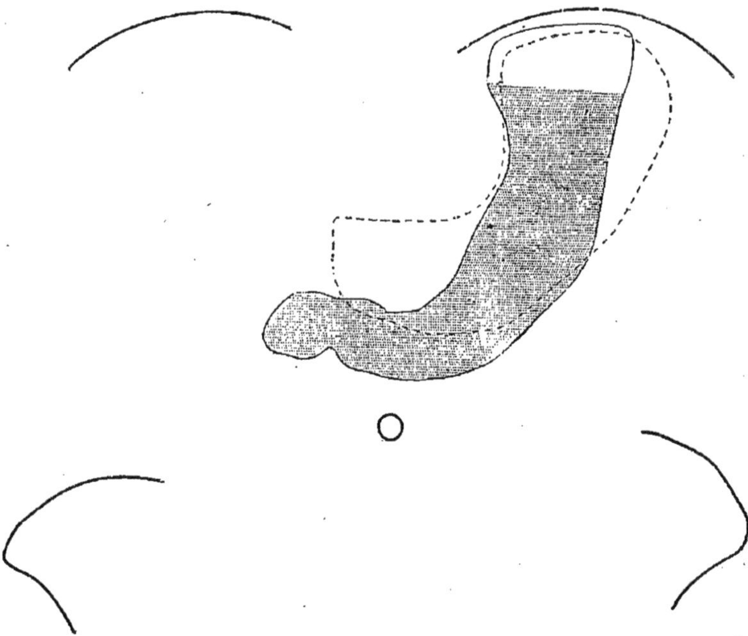

Fig. 35. — Délimitation de l'estomac : double calque obtenu par la radioscopie et la percussion (trait pointillé). — Réduction au tiers.

tienne plus dans la même position de station verticale. C'est une expérience, ajoute-t-il, que j'ai souvent faite à Boucicaut, de prier plusieurs assistants de prendre successivement un calque orthodiagraphique du même estomac : la simple comparaison des calques montre que la méthode orthodiagraphique ne donne pas pour l'estomac les résultats mathématiques annoncés. »

La bitonalité gastrique. — La percussion de la

région gastrique permet, dans certains cas, de distinguer deux zones sonores : une zone supérieure, sous-mammaire, ne dépassant pas le rebord costal en bas, de son élevé, souvent aigu, variant ordinairement avec les mouvements respiratoires ; et une zone inférieure, immédiatement sous-jacente à la précédente, de sonorité résonnante ou non, mais toujours intense et de ton bas ou grave. La succussion dénote l'existence d'un flot exactement limité à cette zone inférieure gastrique. Cette bitonalité gastrique, jointe à la constatation du flot, est, pour Sigaud, le signe d'une division *physiologique* de l'estomac en deux parties; cette segmentation de l'aire gastrique traduit l'impuissance de la poche stomacale à se contracter en bloc ; la masse alimentaire s'accumule dans la partie la plus déclive de la cavité gastrique et la portion précardiaque se laisse tendre, pendant la digestion, sous le poids de la portion prépylorique. Ce n'est donc pas là l'estomac biloculaire vrai ou en sablier, composé de deux poches séparées par une tumeur ou des brides cicatricielles. La bitonalité gastrique peut d'ailleurs disparaître au bout de quelques minutes d'examen ; cette disparition annonce que l'estomac s'est ressaisi et qu'il fonctionne synergiquement dans toutes ses parties. Souvent, la bitonalité persiste, indiquant alors que la segmentation de l'estomac est devenue définitive (1).

(1) La *radiologie* est précieuse en permettant un diagnostic pré-

Les zones sonores de l'abdomen.

Rarement, l'abdomen présente un son uniforme, le ventre ne forme une cavité sonore unique qu'à l'état de santé parfaite et à la période de déchéance finale.

En percutant un abdomen, le médecin constate que la surface abdominale se segmente en plusieurs zones de sonorité différente. En général, trois zones se différencient nettement pour constituer ce que Sigaud a appelé un « damier » : la zone épigastrique ou sous-mammaire gauche, la zone sous-hépatique ou cæcale, et la zone sous-ombilicale. Parfois même, les zones de sonorité différenciée se multiplient, au point de ne plus paraître en relation avec la topographie anatomique de l'abdomen : la surface abdominale devient une sorte de « mosaïque sonore ».

Damier sonore normal. — En général, la zone épigastrique, qui correspond à la cavité stomacale, rend un son plus intense et plus bas que les autres zones de l'abdomen. La zone cæcale, qui comprend toute la région du cæcum et du côlon ascendant, est limitée en haut par le rebord costal et en dedans par la zone du grêle; elle est de sonorité moins intense et plus élevée que la zone épigastrique. La zone sous-ombilicale, très vaste, dans laquelle se confondent le

cis entre la biloculation temporaire, quelle qu'en soit la cause, et la biloculation permanente.

grêle, le transverse et le descendant, donne une sonorité plus faible encore, mais une tonalité plus élevée (1). Tel est le « damier normal » de Sigaud; il se différencie en deux types.

Dans le *damier normal 1er type*, il y a une résonnance gastro-cæcale, avec prédominance de la résonnance gastrique sur la résonnance cæcale, et une sonorité faible de la région sous-ombilicale; dans ce damier, l'intensité du son varie seule : la tonalité reste la même, quelle que soit la zone percutée. L'estomac et le cæcum doivent à leur rôle de réservoirs une sonorité spéciale : la résonnance, signe de leur distension par insuffisance de tonicité musculaire; ce damier traduit donc un premier degré de déclin, un travail digestif déjà laborieux.

Dans le *damier normal 2e type*, qui est le plus fréquent et indique d'ordinaire un degré de déclin encore un peu plus accentué, les cavités principales de l'appareil digestif présentent une tonalité différente : basse pour l'estomac, moyenne pour le cæcum, élevée pour le grêle. Ce second type de damier normal est caractérisé, comme le damier 1er type, par la résonnance gastrique, la résonnance cæcale, la sonorité simple du grêle, et ne s'en différencie que par la tonalité, que l'on trouve décroissante si l'on per-

(1) C'est généralement en percutant à un ou deux travers de doigt au-dessus du pubis qu'on obtient la tonalité correspondant le mieux à la sonorité du grêle.

cute successivement la région sous-ombilicale, le flanc droit et l'épigastre.

Damier de fatigue. — Quand le sujet est déprimé par la fatigue, la résonnance cæcale l'emporte sur la résonnance gastrique; on voit souvent cette différenciation se produire quand le sujet passe de la station couchée à la station debout. Ce type de damier est encore normal, car la résonnance prédominante appartient encore à l'une des deux cavités-réservoirs du tube digestif : le cæcum, et il coïncide encore avec une fonction suffisante.

Damier inverse. — Chez toute une catégorie de malades, il n'existe plus de rapport physiologique entre les sonorités épigastrique et sous-ombilicale : tandis que le son épigastrique est faible et de tonalité élevée, on trouve une zone sous-ombilicale résonnante avec tonalité basse ou grave. Quant à la région cæcale, ou bien elle ne se différencie pas de la zone sous-ombilicale, ou bien elle est à l'unisson de la zone épigastrique et rend un son faible, de tonalité plus ou moins élevée. Le fait clinique vraiment caractéristique, c'est l'*inversion des sonorités épigastrique et sous-ombilicale;* le contraste est d'autant plus frappant que le son élevé et faible correspond à une grande cavité, l'estomac, et que le son intense et bas est rendu par une cavité de calibre étroit, l'intestin grêle (Sigaud). Le damier inverse est, pratiquement, le signe d'un trouble sensitif général et d'une hyperesthésie gastro-intestinale, qui implique généralement la réduction de la masse alimentaire à chaque ingestion.

Mosaïque sonore. — Au lieu de damiers bien tranchés, la percussion peut révéler un grand nombre de sons différents au niveau de l'estomac, du transverse, du cæcum (il peut y avoir bitonalité cæcale comme il y a bitonalité gastrique), du grêle, du descendant, etc. La segmentation de l'aire de sonorité abdominale est poussée jusqu'à ses limites extrêmes : ici une zone mate, là une zone tympanique, à côté une résonnance grave, plus loin un son faible et élevé. Souvent, toutes ces sonorités se modifient sous la main de l'observateur. Il est inutile de chercher à classer tous ces sons si différenciés, il suffit de constater qu'il existe ce que Sigaud a appelé une mosaïque sonore, et qui est le signe d'un état digestif fonctionnel tout à fait irrégulier ; il est intéressant aussi de noter si elle donne, dans l'ensemble, une note générale basse, élevée ou tympanique, c'est-à-dire si les tuniques digestives ont, avec une sonorité généralement basse, tendance à la distension, ou bien se contractent exagérément en cas de sons élevés, ou encore fournissent un effort brusque et incomplet en rapport avec le tympanisme.

La percussion abdominale dans la station verticale donne souvent des résultats différents de ceux obtenus dans le décubitus dorsal. L'effort musculaire exigé par la position debout s'objective souvent par des modifications dans la répartition des différentes variétés de son : le damier de fatigue, le damier inverse peuvent ainsi succéder debout à un damier normal couché; et la comparaison des résultats fournis par la percussion dans les deux stations est alors précieuse au point de vue thérapeutique, en indiquant la nécessité du repos.

PHONENDOSCOPIE

La percussion combinée à l'auscultation directe permet de déterminer les limites de l'estomac. Ce procédé, désigné sous le nom de *phonendoscopie*, n'est d'ailleurs pas réservé spécialement aux organes abdominaux ; il a été préconisé par Bianchi (de Parme). La percussion ne se fait pas par une série de chocs, comme dans la percussion ordinaire, mais par une série de frottements superficiels exécutés avec la pulpe d'un doigt; on provoque ainsi dans l'organe sous-jacent des vibrations, qui varient avec la consistance de chaque viscère, et qui sont transmises à l'oreille par un sthétoscope amplificateur ou phonendoscope.

Le Phonendoscope. — Cet appareil renforçateur du son se compose essentiellement d'une cupule métallique qui sert de chambre de résonnance. Cette cupule est fermée d'un côté par une plaque percée de deux orifices où s'emboitent deux tubes en caoutchouc, munis d'embouts qu'on introduit dans les

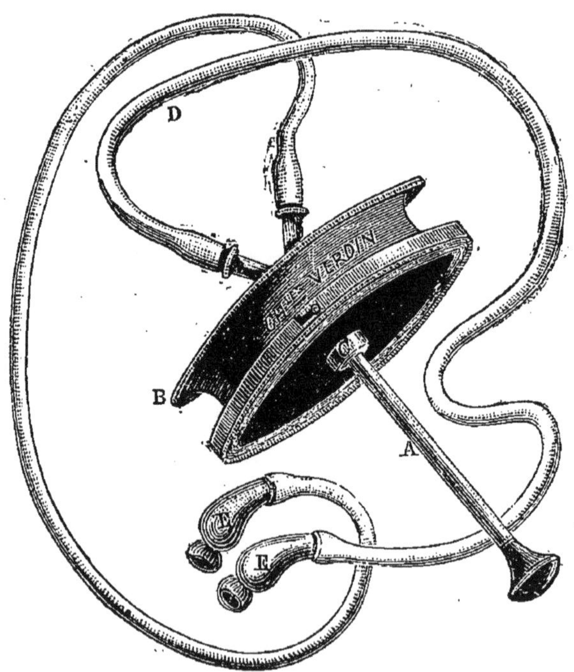

Fig.36. — Phonendoscope de Bazzi et Bianchi.

oreilles; de l'autre côté par une lame d'ébonite flexible et maintenue par un ressort à boudin contenu dans la cavité de la cupule. Une deuxième lame d'ébonite est fixée au-dessus de la précédente : elle est percée d'un orifice garni d'un bouton fileté où vient se visser une petite tige cylindrique munie d'un bouton aplati ; c'est ce bouton qui est appliqué sur la peau au niveau de l'organe examiné.

Technique.— Après avoir déterminé approximati-

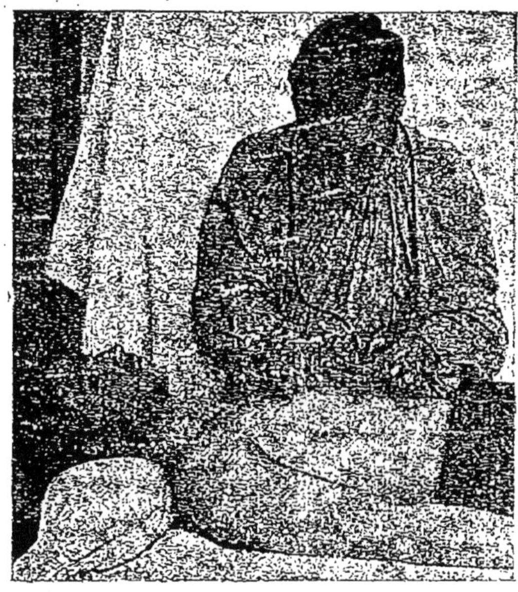

Fig. 37. — Emploi du Phonendoscope.

vement, par la percussion, l'endroit où l'estomac se projette sur la paroi, on place en son centre le bouton de la tige du phonendoscope, qu'on maintient légèrement entre deux doigts de la main gauche, tandis que d'un doigt de la main droite on exerce de légers frottements sur la peau, suivant des lignes concentriques qui vont en s'éloignant du point où est appuyé le bouton. Les embouts étant introduits dans les oreilles, on entend des vibrations très nettes tant que les frottements s'exercent sur le plan de projection de l'estomac; mais dès que le doigt a dépassé les limites de l'aire gastrique, les vibrations s'affaiblissent, puis s'éteignent très rapidement. On note le point limite au crayon dermographique et on arrive ainsi, par une série de délimitations, à tracer le contour de l'estomac.

La phonendoscopie demande une oreille exercée. Mais elle permet souvent de compléter utilement les données de la percussion; les légères vibrations transmises à l'oreille intéressent en effet presque uniquement la paroi de l'estomac et ne sont pas influencées par la nature du contenu gastrique : le son constaté est le même au niveau de la poche à air qu'au niveau de la région contenant du liquide et ne se modifie qu'au delà des limites de l'estomac. Seule, la présence d'adhérences avec les organes voisins rend impossible toute délimitation à l'aide du phonendoscope.

AUSCULTATION

Le déplacement des gaz dans le tube digestif, quand ils circulent sous pression à travers un point rétréci, produit des bruits très variés, perceptibles à distance, qu'on désigne sous le nom de *borborygmes*. Seule, l'auscultation des borborygmes gastriques présente un certain intérêt; ces bruits semblent, en effet, se produire quand il existe une biloculation de l'estomac, résultant de causes diverses : ils sont dus au passage des gaz de la poche supérieure dans la poche inférieure à travers un espace plus étroit; dans la biloculation sans sténose prononcée, l'auscultation permet notamment d'entendre un bruit hydroaérique de glou-glou très net pendant les mouvements d'inspiration et d'expiration.

L'auscultation directe permet de percevoir les bruits qui se produisent dans le cæcum lors de l'arrivée dans ce réservoir du contenu de l'intestin grêle; ces bruits, dont l'intensité varie beaucoup chez les différents sujets, résultent probablement du conflit entre les gaz qui remplissent le cæcum et la masse semi-liquide qui se déverse de l'intestin grêle; ils sont rythmés, car ils se produisent lors du passage des gorgées de chyle éjaculées, à intervalles plus ou moins réguliers, à travers la valvule iléocæcale, suivant un mécanisme vraisemblablement analogue à celui du pylore. Lorsqu'on ausculte la région du cæcum *le matin à jeun*, on n'entend jamais aucun bruit; le silence se maintient pendant quatre heures ou quatre heures et demie après le premier déjeuner. Au bout de ce temps, on entend quelques bruits, tout à fait distincts de tous ceux qu'on perçoit simultanément dans les autres parties de l'abdomen. Ces bruits deviennent peu à peu plus forts et plus fréquents pendant la durée d'une heure à deux heures et demie après leur commencement, pour atteindre ainsi leur plus haut degré d'intensité. Après 3 heures, lorsque l'air du cæcum est remplacé par de la matière fécale qui devient de plus en plus sèche, les bruits disparaissent. Lorsque l'individu est debout, ils sont toujours plus forts que lorsqu'il est dans la position horizontale, bien que, pendant les quinze ou trente premières secondes après qu'il s'est couché, on entende de grands bruits presque continus, qui se produisent par les mouvements du contenu liquide occasionnés par la pesanteur.

Les résultats fournis par l'auscultation ont été comparés à ceux donnés par la radioscopie. Les expériences comparatives faites par Hertz (de Londres) et ses élèves (1908) ont montré que « l'auscultation donne une méthode aussi exacte et souvent plus convenable que la radioscopie pour déterminer le moment où les restes d'un repas arrivent au cæcum ». On doit donc retenir des recherches de Hertz que l'auscultation de la région cæcale permet, dans les cas où la radioscopie ne peut être employée, de mesurer le temps du parcours des aliments de l'estomac jusqu'au cæcum.

Hertz a poussé plus loin l'étude de l'auscultation abdominale et a cherché à en faire un moyen adjuvant de diagnostic dans divers cas de péritonite. Il estime que toute irritation du péritoine voisin du sphincter iléo-cæcal détermine la contraction spasmodique du sphincter et l'arrêt du passage du contenu de l'iléon dans le cæcum. C'est ce qui arrive dans le cas de perforation de l'appendice. Comme la plupart des malades absorbent fréquemment des liquides, il s'ensuit que si on ausculte la région cæcale d'un malade, on percevra les bruits rythmés ; mais si l'appendice se perfore, s'il il y a péritonite, le sphincter se contracte, le contenu de l'iléon ne passe plus, et les bruits cessent (il faut, bien entendu, que le patient ne vomisse pas tous les liquides qu'il avale). C'est ainsi que, dans 13 cas d'appendicite aiguë où Hertz perçut les bruits, on ne trouva pas de péritonite, mais des abcès limités. — De même, dans la fièvre typhoïde, la disparition des bruits à l'auscultation du cæcum est, d'après Hertz, un signe de haute valeur pour diagnostiquer une perforation juxta-cæcale, si déjà on a des signes de présomption. L'absence de tout bruit à l'auscultation de l'abdomen est un bon signe de péritonite, à la condition que le malade ne soit pas à jeun depuis huit heures ou n'ait pas vomi tout ce qu'il prenait depuis huit heures. Pourtant, il ne faut pas attendre la disparition des bruits dans tout l'abdomen pour diagnostiquer la péritonite, mais seulement dans l'endroit qu'on soupçonne être atteint.

C'est pourquoi « la présence des bruits dans un abdomen qu'on suspecte de péritonite a plus de valeur que leur absence ; de même que si l'endroit d'origine des bruits peut être déterminé, on peut admettre que la péritonite n'a pas encore atteint ce point ».

Auscultation de l'estomac après ingestion d'un mélange effervescent. — Après avoir fait ingérer à un sujet, à quelques minutes d'intervalle, une solution de bicarbonate de soude, puis une autre d'acide tartrique, on peut entendre, en auscultant l'abdomen de ce sujet placé en station droite, un *bruissement* intense produit par le dégagement du gaz carbonique naissant. En marquant au crayon dermographique chaque point où l'oreille perçoit le frémissement gazeux et en réunissant par un contour les points les plus excentriques, on obtient une figure, et on peut se demander si elle représente exactement le contour de l'estomac.

M. Thévenet (de Lyon) a étudié ce symptôme sur une dyspeptique où ce bruissement était très net. Le bruissement se produit surtout quand le malade est debout, l'estomac venant au contact de la paroi abdominale,tandis que,dans le décubitus dorsal, l'estomac s'étale sur un plan postérieur et les gaz accumulés sous la paroi s'offrent mal à l'auscultation. Le bruit d'effervescence prend naissance à la surface de la masse liquide, là où d'innombrables sphérules gazeuses viennent éclater. Dans les limites où la face extérieure de l'estomac est en contact avec la paroi abdominale, le bruissement indique la majeure partie, peut-être la totalité, de la masse liquide depuis sa surface jusqu'au fond de l'organe. On entend mieux en auscultant avec l'oreille directement qu'avec le phonendoscope. Parfois, on ne peut pas entendre le bruit, en raison de l'obésité de la paroi ; il vaut mieux alors faire prendre le mélange effervescent non pas à jeun, mais après un petit repas. On peut aussi faire tousser le malade quand le bruissement a cessé ; il se reproduit alors à nouveau.

Des recherches faites par M. Thévenet, comparativement avec la radioscopie, on peut conclure :

Que le bruissement ne se propage pas en dehors des limites de l'estomac et que, vraisemblablement, il n'est perçu que dans les points où l'organe est directement en rapport avec la paroi ;

Que l'auscultation donne surtout des indications sur la situation du fond de l'estomac, « estomac liquide », difficile ou impossible à délimiter par la percussion ;

Que la percussion est le complément indispensable de l'auscultation : elle permet de délimiter « l'estomac gazeux », c'est-à-dire la poche gazeuse sous-diaphragmatique répondant à l'espace sonore de Traube.

Il faut reconnaître que le tracé dû à l'auscultation est souvent en désaccord avec le diagramme obtenu à la radioscopie (skiagramme), la ligne de ce dernier étant généralement plus abaissée. Il est probable : 1° que le bruit d'effervescence cesse à une certaine profondeur au-dessous de la surface liquide ; 2° que le fond de l'estomac s'éloignant davantage de la paroi que sa partie moyenne, le bruissement s'y propage moins bien; 3° que, dilaté transversalement par le mélange effervescent, l'estomac remonte sa limite inférieure; ceci explique pourquoi la ligne de perception des bruits s'étend plus largement que le skiagramme dans le sens transversal.

En résumé, l'auscultation de l'estomac après absorption d'un mélange effervescent et combinée à la percussion peut suffire, dans la plupart des cas, à délimiter l'organe d'une façon satisfaisante.

INSUFFLATION DE L'ESTOMAC

L'insufflation est un procédé clinique souvent employé pour apprécier la forme, les dimensions et la position de l'estomac. Quand la paroi abdominale est mince, la distension de la cavité stomacale permet d'en faire apparaître nettement les contours sous la peau et d'en rendre plus facile la palpation. Dans tous les cas, l'estomac insufflé se trouve projeté en avant et la percussion, rendue très exacte grâce à la distension gazeuse, permet de le délimiter facilement.

L'insufflation peut se faire directement, à l'aide de la sonde, ou indirectement, à l'aide de poudres effervescentes.

Insufflation directe. — Le procédé d'insufflation buccale se pratique très simplement à l'aide d'une sonde œsophagienne ordinaire ou, mieux, avec une sonde de petit calibre (diamètre 11 mm.), moins dif-

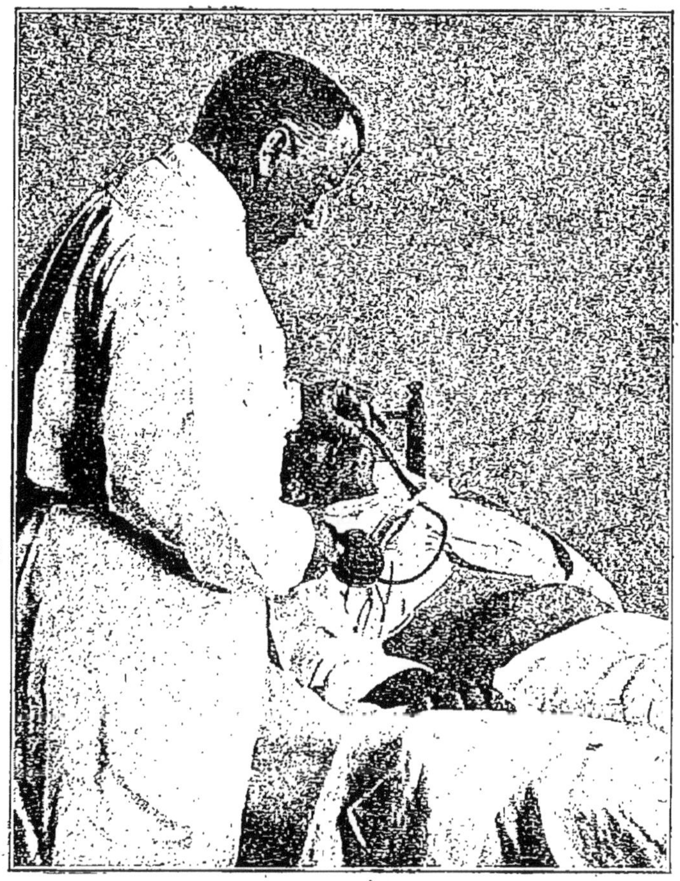

Fig. 38. — Insufflation de l'Estomac (Bourget).

ficile à avaler pour le malade. On introduit la sonde jusque dans l'estomac et on fait étendre le malade dans le décubitus dorsal, en découvrant son abdomen du pubis jusqu'à l'appendice xyphoïde ; puis, on insuffle, soit en soufflant directement avec la bouche, soit — afin de jauger la quantité d'air introduite — avec la double poire d'un pulvérisateur (fig. 34). Bourget (de Lausanne) conseille de déterminer la contenance de la poire à insuffler de la façon suivante : on renverse, sur une cuvette d'eau, une bouteille de 1 litre remplie d'eau, et on introduit dans cette bouteille le tuyau de caoutchouc de la poire; on presse alors celle-ci bien complètement entre les deux mains posées à plat, et on compte combien de fois il faut comprimer l'instrument pour chasser toute l'eau du litre ; en divisant les 1000 centimètres cubes par le nombre de poires exprimées, on obtient d'une façon suffisamment précise la contenance de chacune d'elles.

Il faut insuffler lentement. Avant de comprimer la poire, on observe la région stomacale, et on envoie l'air doucement, sans secousses, tout en manœuvrant la poire aussi vite que possible. L'estomac se dessine rapidement derrière la paroi abdominale par ses limites supérieure et inférieure. Tout en insufflant et en suivant le développement progressif de l'estomac, il faut avoir soin de surveiller le visage du malade : Bourget juge que l'estomac est distendu au maximum quand le malade perçoit une tension pénible, une certaine douleur qui, sans être très vive, se traduit par une contraction des traits du visage ; il faut arrêter aussitôt l'insufflation. Mais il faut reconnaître, avec Soupault, que la douleur à la distension est extrêmement variable chez les dyspeptiques et dépend avant tout de l'état névropathique des sujets; aussi convient-il d'être prudent et de ne pas prolonger l'insufflation de l'estomac au-delà de certaines limites, même si le sujet ne ressent aucune douleur. En règle générale, dit Soupault, il ne faut pas distendre assez fortement pour voir le viscère se dessiner à la simple inspection; dès que l'épigastre commence à être refoulé et que le son tympanique est nettement perceptible à la percussion, il faut arrêter l'insufflation. Cependant, il y a intérêt, dès qu'on a ainsi déterminé les limites de l'estomac par la percussion, à apprécier le degré de dilatabilité des tuniques stomacales en insufflant fortement jusqu'à ce qu'on voie l'estomac se dessiner fortement sous la paroi ; on percute alors de nouveau et on compare les deux tracés. Il faut avoir soin de ne pas distendre trop violemment la paroi gastrique, car on obtiendrait — surtout si l'estomac est atone — une dilatation exagérée, ne correspondant pas à l'état réel de l'estomac. Il est d'ailleurs facile d'apprécier la quantité d'air qu'on insuffle dans l'estomac, lorsqu'on se sert d'une poire préalablement jaugée. L'estomac normal, chez l'adulte, tolère au plus 700 à 900 centimètres cubes d'air ; un estomac présentant une dilatation moyenne en admet 1.200 à 1.500 cc. ;

les grands estomacs dilatés et atones admettent jusqu'à 5 litres d'air.

L'insufflation directe par la sonde a l'inconvénient d'obliger à un tubage, toujours désagréable pour le malade et qui nécessite de la part de celui-ci un certain entraînement ; nous avons vu, maintes fois, des individus non habitués au cathétérisme ne pouvoir parvenir à avaler la sonde ; il est vrai qu'il s'agissait de la sonde employée pour le lavage d'estomac, qui n'est nullement nécessaire ici, et à laquelle il faut préférer une sonde mince, facile à introduire même chez les malades non habitués et très sensibles.

Insufflation indirecte. — L'insufflation par formation artificielle d'acide carbonique dans l'estomac ne présente pas cet inconvénient : sa technique est de la plus grande simplicité et s'applique dans tous les cas.

Le procédé le plus employé est celui qui a été préconisé en Allemagne par Frerichs et Mannkopf ; il est basé sur la production de l'acide carbonique par un mélange d'acide tartrique et de bicarbonate de soude. On fait ingérer successivement, dans un quart de verre d'eau, 2 ou 3 grammes d'acide tartrique et de bicarbonate de soude ; les deux solutions se mélangent dans l'estomac et dégagent une grande quantité d'acide carbonique qui distend l'estomac et rend plus perceptible à la percussion la sonorité gastrique. Si l'on veut distendre fortement l'estomac, de façon à pouvoir faire saillir son contour sur la paroi abdominale, il faut employer des doses plus fortes (5 à 7 grammes de chaque sel). Mais ce mode d'insufflation, même avec des doses faibles, n'est pas sans dangers, car l'acide carbonique dégagé est, à un degré supérieur à l'air, un excitant de la muqueuse stomacale. En 1903, Behrend rapportait trois cas dans lesquels l'insufflation par l'acide carbonique, obtenue en faisant absorber 3 grammes d'acide tartrique et de bicarbonate de soude dans un demi-verre d'eau, avait entraîné la mort, soit en provoquant une hémorragie d'un ulcère, soit par shock chez un malade affaibli. Le professeur Léo (de Bonn) perdit de la même manière un malade. Bardachzi observa des troubles consécutifs très inquiétants. Fritz Nieden (de Bonn) observa une malade qui, déjà une demi-minute après l'absorption de 4 grammes d'acide tartrique et de bicarbonate de soude, ressentit de violentes douleurs dans la région épigastrique, puis évacua du gaz et du liquide sanglant. Conheim et Gerhardt ont aussi attiré l'attention sur le danger de ces insufflations, qui peuvent amener la rupture de la paroi de l'estomac ou de ses vaisseaux, ou bien causer un collapsus.

Il en est de même avec la potion de Rivière (bicarbonate de potasse et acide citrique) qui, maintes fois, entraîne des vomissements, surtout dans la position debout, et est suivie de douleurs persistant plusieurs heures (1).

Le principal danger est l'existence ignorée d'un ulcère latent, qui peut exposer à des déchirures. Les accidents signalés sont d'ailleurs rares ; mais ils ont beaucoup moins de chances de se produire avec l'insufflation d'air : l'air a une action excitante moindre sur la muqueuse gastrique, son introduction a lieu lentement, graduellement, et on peut la renouveler quand l'air a traversé le pylore ; aussi, malgré les inconvénients du cathétérisme, ce procédé est-il plus recommandable.

Valeur clinique de l'Insufflation. — L'insufflation de l'estomac a été appliquée au diagnostic de la gastroptose et de la dilatation par Ewald, Roux (de Lausanne), Chapotot, Poltowicz, etc. C'est là la principale indication de ce procédé d'examen, qui délimite nettement l'estomac et montre si la limite supérieure est abaissée. Quand il y a gastroptose, la petite courbure se dessine au-dessous de l'appendice xyphoïde, passant même au milieu de l'intervalle qui sépare l'appendice de l'ombilic; l'estomac fait saillie comme un coussin plein d'air et, à la place de la voussure épigastrique, se creuse une dépression plus ou moins

(1) On peut se contenter, quand l'examen a lieu après le repas, de faire ingérer du bicarbonate de soude ou de l'eau de Vichy : le contact du suc gastrique avec l'alcalin fait dégager suffisamment d'acide carbonique pour accroître le tympanisme stomacal.

accentuée ; généralement, on constate en même temps de la dilatation.

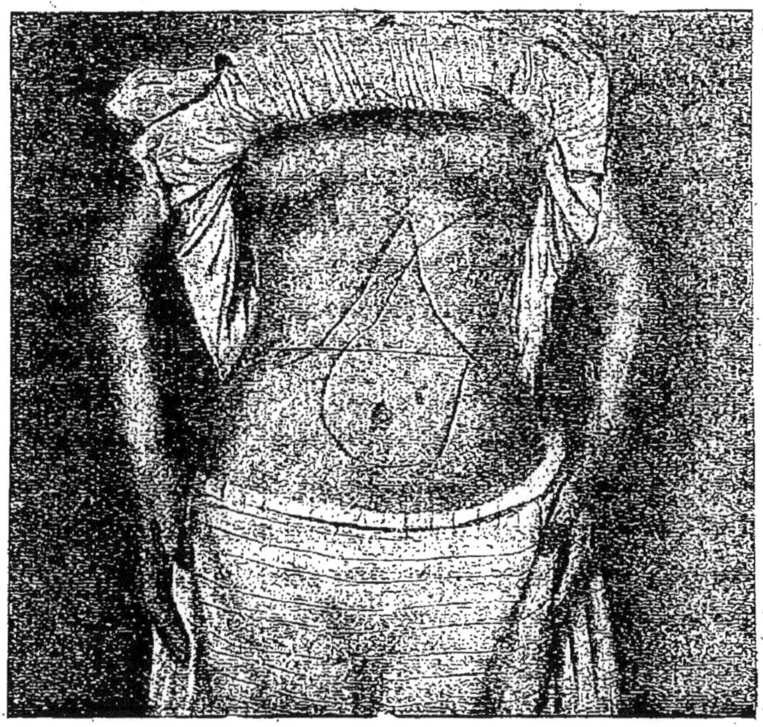

Fig. 39.— Estomac vertical non dilaté, après insufflation (Soupault).

L'insufflation permet parfois d'apprécier des tumeurs gastriques, qui n'auraient pu être senties par la palpation ordinaire. « En premier lieu, écrit Poltowicz, la progression de la tumeur à chaque coup d'insufflation indique que la tumeur appartient à l'estomac ou lui est attachée. Ensuite, en voyant le relief de l'estomac se dessiner derrière les parois abdominales, on peut trouver les rapports de la tumeur avec les différentes parties de cet organe. En outre, l'insufflation fait descendre et apparaître la tumeur quand

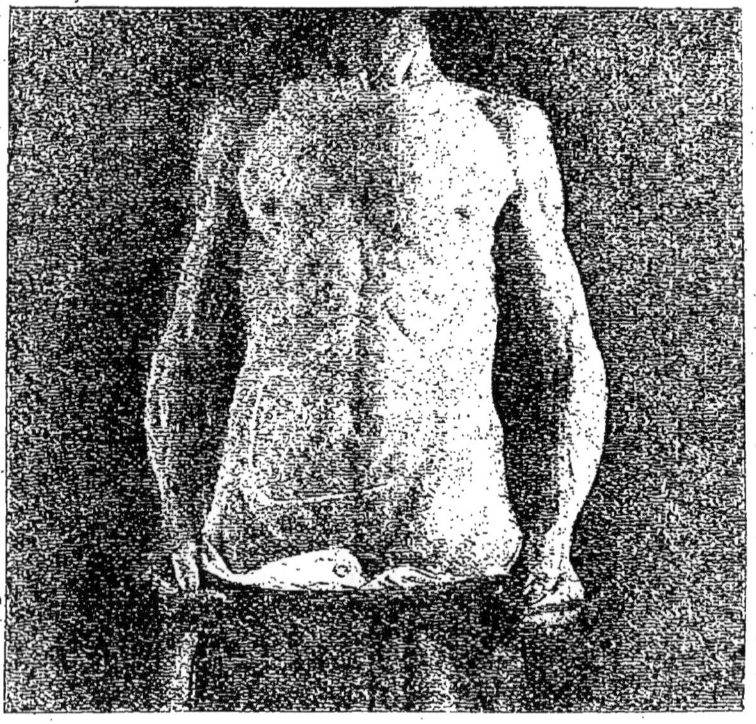

Fig. 40. — Dilatation transversale, après insufflation.

elle est cachée sous le rebord costal (carcinome de la grosse tubérosité) ou quand elle est masquée par le foie. Enfin, l'insufflation permet de contrôler avec la plus grande facilité la mobilité et l'opérabilité du carcinome, par exemple. »

L'insufflation permet aussi d'apprécier la tonicité de la paroi gastrique; on peut, en effet, admettre que la tunique musculaire est d'autant plus atone que l'es-

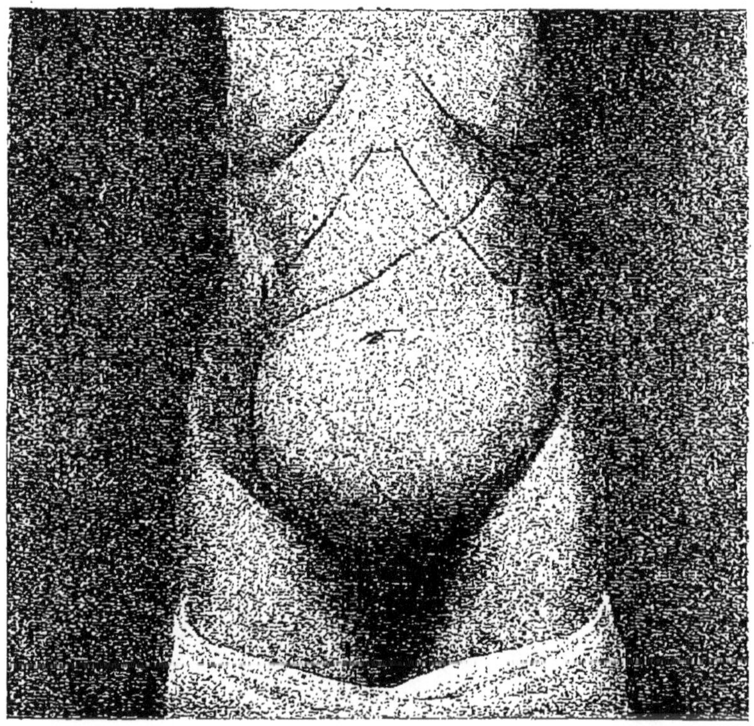

Fig. 41. — Grande dilatation par sténose pylorique, après insufflation.

tomac se laisse distendre davantage. La quantité maximum d'air qu'on peut introduire indique également l'état de flaccidité des parois et permet de juger, approximativement, du degré de résistance de l'estomac à la tension gazeuse intérieure.

L'insufflation intervient encore de façon très utile pour le diagnostic de l'estomac biloculaire. Bouveret l'a surtout utilisée dans ce but ; il a distingué deux variétés d'estomac en sablier : l'une où l'insufflation

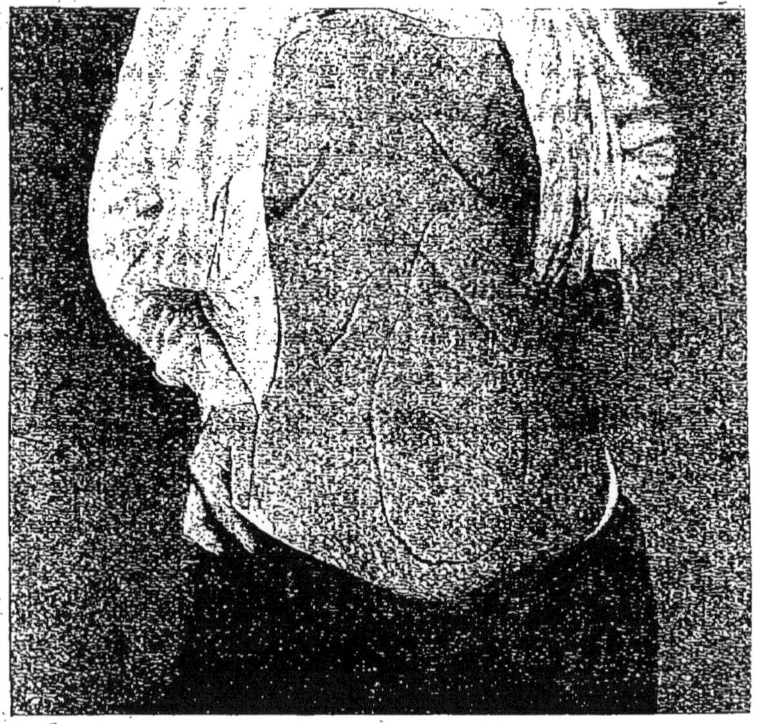

Fig. 42. — Estomac vertical dilaté, après insufflation.

amène le gonflement simultané des deux poches, l'autre où elle entraîne l'occlusion de l'orifice médio-gastrique et ne distend que la poche supérieure. Lorsque l'insufflation amène le gonflement total de l'estomac et que la poche cardiaque déborde les fausses-côtes, on voit l'organe se dessiner nettement sous la peau, bilobé, les deux poches séparées par un sillon plus ou moins prononcé. Mais si, dans les mêmes conditions, la poche supérieure est complètement cachée sous les fausses-côtes, la poche pylorique distendue est prise pour la totalité de la cavité gastrique, et la biloculation peut facilement passer inaperçue. La constatation de deux zones de sonorité, l'une abdominale, l'autre intrathoracique, séparées par une bande de matité ou de submatité, peut alors faire penser à l'existence possible d'un estomac en sablier.

Pendant l'insufflation, *l'auscultation* à l'aide du stéthoscope appliqué sur l'estomac au voisinage du point rétréci permet, dans certains cas, d'entendre un bruit particulier dû au passage de l'air insufflé.

RADIOSCOPIE

Aspect radioscopique de l'Estomac.

La radioscopie a révélé un aspect de l'estomac différent de celui décrit par les anatomistes. Il n'y a pas lieu d'en être surpris, puisqu'au lieu d'étudier l'estomac sur le cadavre les radiologues le surprennent en état de fonctionnement, dans des conditions d'ailleurs spéciales.

La radioscopie montre que, dans la *station debout*, l'estomac normal :

a) a une direction verticale et que ses bords sont parallèles dans une grande partie de leur trajet ; le segment juxta-pylorique est seul transversal, horizontal ou légèrement ascendant en haut et à droite;

b) est tout entier contenu dans l'hypocondre gauche, seul le segment juxta-pylorique pouvant déborder la ligne médiane à droite, mais toujours sur une très faible étendue;

c) son bord inférieur (le point le plus déclive de l'estomac) correspond le plus souvent au niveau des crêtes iliaques, chez les sujets sains examinés à jeun, 15 heures après le dernier repas ; il peut descendre, chez des sujets normaux, à 3, 4 et même 6 centimètres au-dessous des crêtes iliaques.

Au point de vue fonctionnel, la radioscopie permet de distinguer deux parties dans l'estomac normal :

1° Une partie supérieure, qui correspond à la grosse tubérosité, toujours plus ou moins remplie par des gaz ; elle est visible à l'écran sous forme d'une zone claire : c'est la « chambre à air » ;

2° Une portion tubulaire sous-jacente, dont les parois sont accolées quand l'estomac est vide ; « la tonicité musculaire, disent Leven et Barret, est la raison d'être de cet accolement, grâce auquel il n'y a qu'une cavité virtuelle dans la portion tubulaire ».

Les deux tiers inférieurs de l'estomac, sur l'individu à jeun, seraient donc complètement contractés. L'absorption de bismuth lycopodé montre en effet que celui-ci, après s'être d'abord arrêté en haut de la portion tubulaire, s'insinue peu à peu jusqu'au pylore en ne donnant à l'écran qu'une mince ligne noire ; une très faible quantité de liquide remplit cette portion tubulaire comme elle remplirait un tube à diamètre très petit : la tonicité musculaire maintient la forme cylindrique de la cavité pendant son remplissage, tout au moins tant que la masse liquide ne dépasse pas 250 cc. Leven et Barret considèrent cette adaptation constante des parois au contenu, dans toute la portion tubulaire, comme une caractéristique de l'estomac normal.

Le mode de remplissage, ainsi que le mode d'évacuation, permettraient donc de reconnaître si la paroi gastrique possède une bonne tonicité et par conséquent suffiraient à définir l'estomac normal.

Examen critique des renseignements radioscopiques. — Les conditions de l'examen radioscopique sont différentes de celles où se trouve placé le clinicien Le médecin examine son malade dans le décubitus dorsal, le plus souvent dans l'après-midi, quelque temps après le repas principal; le radiologue examine un sujet à jeun depuis quinze heures environ, après lui avoir fait absorber un lait bismuthé ou baryté.

« Ce qui s'observe dans un estomac renfermant 50 à 100 grammes de bismuth n'est certainement pas l'image de ce qui se passe à l'état normal; car la présence du bismuth en quantité massive modifie entièrement la sensibilité de la muqueuse et par conséquent les réactions motrices du viscère. Les propriétés anesthésiques du bismuth dans un grand nombre d'états dyspeptiques suffisent à prouver l'exactitude de cette affirmation. » (G. LEVEN et BARRET.)

« Si l'on veut être renseigné d'une façon plus complète sur la valeur fonctionnelle de l'estomac, il faut étudier son mode de remplissage et d'évacuation. Mais il faut bien savoir que les résultats peuvent être très différents si l'examen porte seulement sur l'ingestion de 200 à 300 grammes de liquide bismuthé, ou si l'on s'est mis dans des conditions plus voisines de l'alimentation normale : tel estomac demeure inerte en présence d'une bouillie bismuthée, même abondante, et se contracte vigoureusement en présence d'aliments solides; tel ne s'évacue pas dans la station debout qui se vide rapidement dans la position couchée. » (Desternes.)

Ces remarques, faites par des radiologues, montrent que les caractères indiqués ci-dessus, comme étant ceux de l'estomac normal, demandent à être interprétés.

D'autre part, il est intéressant de noter que la forme et la situation de l'estomac normal vu à l'écran sont loin d'être constantes dans la station verticale. Schlesinger a décrit quatre types d'estomac normal, qui diffèrent par la forme, les dimensions, le mode de remplissage et le mode d'évacuation :

a) estomac hypertonique, en corne de bœuf, se vidant en deux ou trois heures ;

b) estomac tonique en crochet (J majuscule), se vidant en trois à quatre heures ;

c) estomac hypotonique, également en crochet, mais descendant plus bas avec une ébauche d'étranglement, se vidant en cinq heures ;

d) estomac atonique, biloculé, se vidant en cinq à six heures (1).

(1) Cette classification schématique, qui établit une concordance

Ajoutons aussi que l'estomac normal vu à l'écran est parfois oblique au lieu d'être vertical.

Il semble donc que l'estomac soit un organe trop modifiable dans sa forme et sa situation pour qu'il puisse en être donné une description radiologique type.

Talma (d'Utrecht) estime que les données radiologiques sur la forme et la situation de l'estomac ne correspondent pas à la réalité des faits. Il base son avis sur les renseignements, plus exacts, selon lui, fournis par l'insufflation de l'estomac combinée à la percussion. Si l'on regarde à l'écran une personne *debout*, dans l'estomac de laquelle on injecte de l'air par une sonde, on voit la partie de l'estomac située vers la droite se déplier jusqu'à montrer le pylore dans la position classique, sur la ligne parasternale droite, sous le bord du foie, et non — comme l'indiquent les radiologues — dans la partie la plus déclive de l'estomac, au voisinage de l'ombilic, et dépassant seulement un peu la ligne médiane vers la droite. Les résultats de la percussion pendant l'introduction de l'air dans l'estomac confirment ceux de l'examen radiologique. L'introduction de l'air doit être précédée, autant que possible, d'une évacuation complète du contenu de l'estomac, car l'eau pure elle-même

entre la forme anatomique et le mode d'évacuation, est fort contestable. Il faut en retenir seulement les types morphologiques ; car la forme de l'estomac ne commande nullement le temps d'évacuation.

diminue la netteté des images à l'examen du sujet debout.

L'aspect de l'estomac après insufflation n'est pas nécessairement plus exact que l'aspect qu'il présente après ingestion d'une substance opaque. Si, avec ce procédé, l'estomac n'a pas à supporter un corps lourd qui tend à abaisser son bord inférieur et sa région pylorique, il est du moins distendu par un gonflement anormal qui a pour effet d'exciter la tonicité de sa paroi et, peut-être, de déterminer l'ascension du pylore. La radioscopie permet d'ailleurs, comme nous l'allons voir, de constater la mobilité de la région pylorique, quand on examine l'estomac successivement dans les stations debout et couchée.

Aspect de l'estomac dans la position couchée. — Les radiologues commencent à examiner les malades à la fois dans les stations debout et couchée. Il est intéressant de comparer les résultats de cet examen dans les deux positions.

Leven et Barret posent en principe que la situation d'un estomac normal dans un abdomen normal diffère peu dans le décubitus de ce qu'elle est dans la position verticale. Cependant, il est incontestable que, chez l'adulte, l'estomac normal varie de forme et de situation suivant la position d'examen. Le pylore et le bord inférieur de l'estomac normal se déplacent de 5 à 6 centimètres quand le sujet passe d'une position à l'autre ; non seulement le pylore remonte dans le décubitus, mais il tend aussi à se reporter vers la droite de 4 à 5 centimètres. A l'état pathologique, quand il s'agit, par exemple, d'esto-

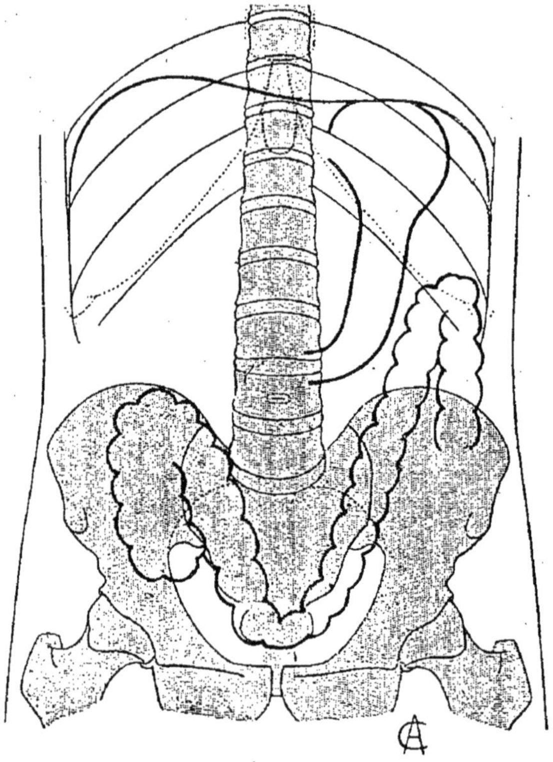

Fig. 43. — Estomac et côlon transverse, vus à l'écran, dans la station verticale, chez un homme de 26 ans (digestion normale) (Cerné et Delaforge).

macs atones et allongés, ces déplacements du pylore et du bas-fond peuvent atteindre 10 et même 15 centimètres, ainsi que l'ont constaté Desternes et Aubourg. Nous avons, de notre côté, vérifié ces constatations.

La direction générale de l'estomac en position couchée est assez variable. Elle peut être, chez des sujets parfaitement normaux, assez oblique de haut en bas et de gauche à droite, selon une courbe plus

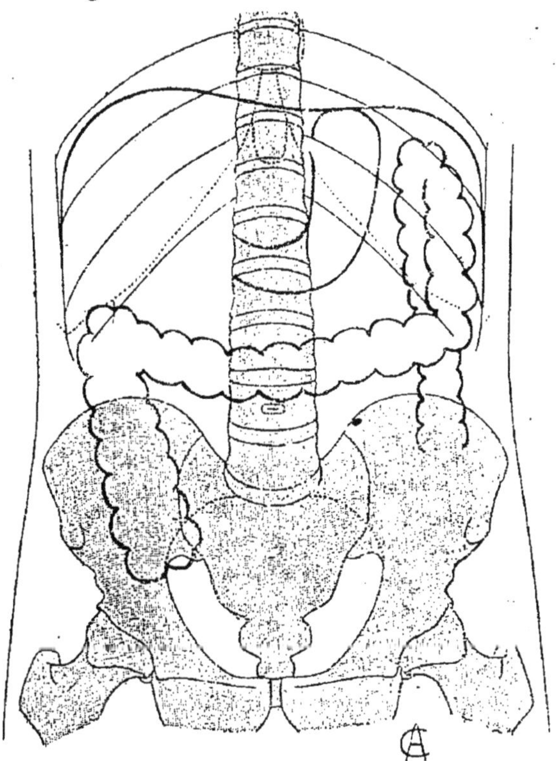

Fig. 44. — Estomac et côlon transverse chez le même sujet, dans la position horizontale, l'estomac étant complètement vide (Cerné et Delaforge).

ou moins régulière ; mais, d'ordinaire, l'estomac tout entier se trouve à gauche de la colonne vertébrale et la direction est sensiblement verticale ou légèrement inclinée vers la droite.

D'après Desternes, dans le décubitus dorsal, la « pocheà air » disparaît totalement; la partie moyenne tubulaire apparaît élargie et étalée, plus ou moins globuleuse; le bas-fond, l'antre et le pylore donnent des images très différentes, selon les cas observés et l'état de relâchement ou la contraction du muscle gastrique.

Trois cas, selon Aubourg, sont à distinguer dans la position couchée :

Ou la poche à air est petite et elle disparaît sous la paroi antérieure et n'est plus visible: l'estomac présente alors un aspect uniformément globuleux;

Ou la poche à air est plus importante, et alors elle devient médiostomacale, dessinant dans l'estomac deux zones obscures : l'une, sous-diaphragmatique, l'autre, pylorique, séparées par un espace clair médian: l'estomac est alors en bissac;

Ou la poche à air est très grosse, et alors elle remplit toute la région pylorique : il n'y a plus que la partie rétro-costale remplie par le bismuth. Mais on peut voir quand même la zone prépylorique en diaphragmant le plus possible.

Il faut retenir des constatations actuelles que la radioscopie de l'estomac dans la position couchée donne des renseignements moins complets que dans la position debout, mais qu'elle montre la mobilité de la région inférieure de l'estomac normal et qu'elle permet de l'apprécier avec exactitude.

LA RADIOSCOPIE DANS LE DIAGNOSTIC DES AFFECTIONS GASTRO-INTESTINALES

Nous allons passer brièvement en revue les cas où l'examen radioscopique peut intervenir utilement dans le diagnostic des affections gastro-intestinales, et montrer ainsi le concours précieux que la radioscopie est susceptible d'apporter à la clinique en maintes circonstances.

Ptose et Dilatation de l'Estomac. — Suffit-il de trouver l'estomac très abaissé pour porter le diagnostic de ptose? Si oui, la ptose serait d'une extrême fréquence, car il n'est pas rare de rencontrer, à l'examen radioscopique, le bas-fond de l'estomac au niveau du détroit supérieur, au-dessus de la vessie ou de l'utérus. Si, au contraire, on réserve le nom de ptose aux cas où l'estomac n'a plus sa grosse tubérosité en rapport avec le diaphragme, la ptose devient d'une extrême rareté : Leven et Barret ne l'ont constatée que trois fois en dix ans. Faut-il enfin déclarer qu'il y a ptose quand le bas-fond de l'estomac ne se relève que peu ou pas dans la position couchée ou par les manœuvres de pression de la paroi abdominale? Ce dernier critérium est de faible valeur, comme l'a montré Colanéri (de Reims) : l'estomac peut fort bien remonter de plusieurs centimètres, dans la station verticale, grâce à des mouvements respiratoires amenant le retrait de la paroi abdominale, et cependant rester abaissé dans le décubitus dorsal ; l'inverse peut également se produire. Il semble d'ailleurs que l'affaissement et l'irréductibilité du bas-fond stomacal soient les caractères de la dilatation de l'estomac. Mais cette dilatation va fréquemment — sinon avec la ptose totale de l'estomac — du moins avec une ptose partielle, celle du pylore.

L'examen radiologique permet de dire qu'il y a *ptose totale*, avec chute à la fois du cardia et du pylore quand la grosse tubérosité est détachée du diaphragme, c'est-à-dire quand — dans le décubitus latéral droit — « la grosse tubérosité de l'estomac est séparée de la coupole diaphragmatique par une zone intermédiaire blanche ». Cette ptose totale est tout à fait exceptionnelle.

Mais l'examen radiologique peut ne pas suffire pour affirmer, — lorsque le pylore et le bas-fond sont très bas situés et irréductibles, — qu'il existe une *ptose partielle* accompagnée de *dilatation*, s'il y a discordance entre les renseignements fournis par les manœuvres et les positions diverses données au sujet. — Leven et Barret estiment d'ailleurs que l'accroissement des dimensions, que l'allongement de l'estomac vu à l'écran ne suffisent pas pour caractériser la dilatation ; et ils font le diagnostic de dilatation gastrique d'après l'étude du remplissage : l'estomac atone n'adapte pas sa cavité à son contenu, il se remplit comme un vase inerte ou plutôt comme un sac à parois inertes et flasques; le liquide bismuthé s'accumule au fond, celui-ci se distend passivement et la limite inférieure s'abaisse plus ou moins, en même temps que, dans la région moyenne vide de liquide et de gaz, les parois s'accolent, simulant une fausse biloculation. Il faut ici tenir compte de l'observation faite plus haut et vérifier si un estomac qui demeure inerte en présence d'une bouillie bismuthée même abondante ne se contracte pas vigoureusement en présence d'aliments solides. D'ailleurs, que l'examen radiologique donne ou non, suivant les cas, un éclaircissement suffisant, aux signes constatés à l'écran doivent venir se joindre les symptômes relevés par l'examen clinique; ceux-ci, dans les cas incertains, suffiront pour trancher le diagnostic.

La radioscopie permet toujours, par ses seuls moyens, d'affirmer ou de rejeter le diagnostic de *dilatation œsophagienne*, souvent impossible à distinguer cliniquement de la dilatation stomacale.

Motricité gastrique et Sténose pylorique. — La radioscopie permet d'apprécier la motricité de l'estomac et la durée du séjour des aliments dans l'estomac. Mais il est prudent, pour rendre aussi exacte que possible l'étude du remplissage et de l'évacuation de l'estomac, de ne pas s'en tenir à un seul examen et de faire varier la nature et la quantité de la substance ingérée en vue de l'examen à l'écran. On n'ignore pas, en effet, que la qualité de cette substance influe sur la forme et sur les contractions de l'estomac; la quantité importe également : un même estomac, atone avec 125 grammes d'eau bismuthée, peut se contracter énergiquement si on en introduit 400 ou 500 centimètres cubes. Il faut aussi tenir compte du poids de la substance ingérée, un corps lourd comme le bismuth doit, lorsque la tonicité de la paroi gastrique est affaiblie, et elle l'est toujours plus ou moins, tendre à allonger l'estomac et à produire une fausse biloculation ; on constate alors, en soulevant la partie inférieure de l'estomac et en refoulant son contenu de bas en haut avec la main, que celui-ci passe à travers le segment rétréci en lui rendant sa largeur réelle primitive. Il y a lieu, enfin, de noter que rien n'autorise à conclure nettement d'un repas bismuthé à un repas non bismuthé.

Il n'en reste pas moins que la différence entre le temps de l'évacuation normale et celui de l'évacuation pathologique est une précieuse indication du degré de perméabilité du pylore et de l'état du muscle stomacal. La radioscopie est particulièrement précieuse dans les cas de sténose pylorique déterminant la dilatation gastrique et qui évoluent sans provoquer de vomissements, si longue que soit la durée de la maladie (Caussade et Leven). Mais la radioscopie, pratiquée à jeun, ne permet d'affirmer l'existence de la *stase gastrique* qu'à la condition que le liquide de stase soit en quantité considérable ; dans ce cas, il est vrai, le clapotage permet de faire le plus souvent la même constatation.

MM. Leven et Barret ont observé, par l'examen aux rayons X, une affection qu'ils ont décrite sous le nom de *chorée de l'estomac*, et qui est caractérisée par une excitabilité motrice remarquable de l'estomac, par une tendance aux spasmes et aux contractions du muscle gastrique et de ses sphincters cardiaque et pylorique.

Estomac en sablier. — De même que pour les cas de diverticules œsophagiens, la radioscopie donne des renseignements plus précis que toute autre méthode quand il s'agit d'estomacs biloculaires, dits en sablier; la manœuvre, que nous avons signalée à propos de la fausse biloculation, ne permet pas de confondre cette dernière avec la biloculation vraie.

Nous ne discuterons pas ici le diagnostic différentiel de l'estomac biloculaire, diagnostic assez complexe, dans lequel il faut distinguer les estomacs biloculaires vrais et faux, de causes extrinsèques et intrinsèques. Nous tenons seulement à signaler que la Radioscopie et la Radiographie ont fait faire au diagnostic de l'estomac en sablier un progrès considérable, et que, dans certains cas, elles seules permettent de faire le diagnostic d'une façon certaine.

Aérophagie. — La radioscopie permet encore de

reconnaître avec précision l'aérophagie, affection répandue, dont les signes cliniques sont souvent de constatation difficile et peuvent même faire défaut. A l'écran, au contraire, on constate toujours nettement soit la distension de l'estomac, soit la distension du gros intestin.

Ulcère gastrique. — *L'ulcère superficiel* peut se reconnaître à l'existence, sur les bords de l'estomac, d'une encoche qui ne prend pas le lait bismuthé malgré les massages locaux. Mais il peut n'être pas visible aux rayons X ; dans ce cas, l'examen radiologique rend encore souvent service au clinicien en l'aidant à différencier — par la palpation abdominale sous l'écran — la douleur gastrique proprement dite d'une simple douleur névralgique : une localisation douloureuse en rapport précis avec un point de l'aire stomacale est l'indice très vraisemblable d'une lésion organique ; cependant, nous avons vu que la douleur à la pression, dans l'ulcère de l'estomac, n'avait rien de spécial et pouvait ne pas exister. Dans certains cas d'ulcères latents, tout à fait insoupçonnés (1), la Radioscopie peut mettre sur la voie du diagnostic, grâce à la constatation de signes indirects, fournis par les troubles de la contractilité gastrique : l'estomac ulcéreux peut être, en effet, le siège de contractions

(1) Erich Mayer (1908) et Curt Kayser (1909) ont signalé qu'à Munich l'ulcère de l'estomac évolue fréquemment sans aucune douleur, et en s'accompagnant, non d'hyperacidité, mais d'acidité normale, ou même d'hypoacidité.

péristaltiques exagérées qui dépassent, en nombre et en force, les contractions normales ; la constatation d'un spasme annulaire ou segmentaire a aussi une grande importance pour le diagnostic, qu'il existe ou non de la douleur.

L'ulcère qui se constate le mieux aux rayons X est *l'ulcère calleux*, c'est-à-dire l'ulcère ancien, qui a creusé une cavité dans l'épaisseur de la paroi ou même aux dépens des tissus d'infiltration périgastrique. On voit alors, à l'écran, un diverticule situé hors de l'image normale de l'estomac et rempli complètement par le lait bismuthé. Mais ce diverticule communique parfois avec l'estomac par un orifice trop étroit pour pouvoir se remplir entièrement ; dans ce cas, le bismuth s'accumule au fond de la cavité et on voit à l'écran une tache sombre (bismuthée) séparée par une tache claire (aérique) de la paroi stomacale (signe de Haudeck).

Cancer de l'Estomac. — La présence d'une tumeur de la paroi gastrique se traduit, à l'écran, par une image lacunaire, c'est-à-dire par une zone plus ou moins claire qui déforme l'image normale de l'estomac : la région épaissie ne retient pas le lait bismuthé et ne peut donner, par suite, une image opaque ; une pareille constatation, qui permet au radiologue de conclure à un épaississement pariétal d'une région de l'estomac, ne laisse guère de doute sur l'existence d'un cancer ; une tumeur extra-gastrique comprimant l'estomac peut donner une image comparable, mais alors l'encoche stomacale est souvent réductible à la palpation. Les altérations de la paroi gastrique peuvent ne pas apparaître à l'examen radioscopique; on a conseillé de les rendre plus apparentes en combinant à la radioscopie l'insufflation stomacale par l'air ou à l'aide d'un mélange effervescent. Divers signes, qui demandent à être interprétés, peuvent faire penser à une tumeur gastrique : la suppression des ondes péristaltiques constitue un signe important d'altération pariétale, car l'infiltration cancéreuse a pour conséquence la rigidité des parois gastriques; mais le contraire s'observe lorsque le néoplasme crée un obstacle à l'évacuation et tant que l'estomac conserve assez de tonicité pour réagir par des contractions intenses; le retard dans l'évacuation de l'estomac est également un signe de grande valeur.

Il faut bien retenir que l'absence de signes positifs à l'écran n'implique pas forcément l'absence de lésion. La radioscopie seule ne peut faire le diagnostic vraiment *précoce* du cancer; mais elle manifeste encore son utilité, d'une façon indirecte, quand elle ne fournit aucun renseignement, si l'on a soin de tenir compte des symptômes cliniques et du chimisme gastrique : lorsque ceux-ci plaident en faveur du cancer, l'absence de signes à l'écran — loin de faire rejeter l'hypothèse de cancer — doit, au contraire, engager à une laparotomie exploratrice, qui, en pareil cas, fait très souvent constater un cancer au début, justiciable d'une pylorectomie.

Aspect morphologique et Etat fonctionnel de l'Intestin. — La radioscopie permet, en étudiant le parcours d'un *repas bismuthé* dans l'intestin, de reconnaître si l'intestin fonctionne normalement. A. Hertz (de Londres) a déterminé ainsi les causes et les formes diverses de la constipation. Chez l'homme normal, un repas d'épreuve mélangé à un sel de bismuth chemine dans l'intestin grêle à une vitesse telle qu'il en parcourt les sept mètres de longueur en une durée de quatre heures; le repas se segmente suivant des règles déterminées, ce qui permet de reconnaître si l'intestin grêle examiné fonctionne d'une façon normale. Arrivé au gros intestin, le repas ingéré cesse de se segmenter; il a fallu quatre heures et demie au repas pour s'accumuler dans le cæcum; deux heures lui sont nécessaires pour remonter le côlon ascendant, deux heures et demie pour parcourir le côlon transverse et enfin neuf heures pour arriver au rectum.

Dans les cas de sténose intestinale, la radiologie, grâce à la méthode du *lavement bismuthé*, rend les plus précieux services. Le lavement bismuthé, auquel MM. Tuffier et Aubourg ont eu recours les premiers, et que nous avons vu pratiquer par MM. Aubourg et Lebon, renseigne presque instantanément sur l'état physiologique et pathologique du gros intestin. Un lavement de lait bismuthé d'un litre, administré dans un intestin normal, arrive dans le cæcum au bout d'une minute ; si on administre un lavement d'un volume plus considérable, un litre et demi par exemple, il franchit la valvule de Bauhin et pénètre dans l'intestin grêle. Si l'intestin est sténosé, si sa lumière est rétrécie par un obstacle, le lavement est arrêté en cours de route à l'endroit de l'obstacle ou met plus d'une minute pour arriver dans le cæcum ; on peut ainsi préciser le siège du rétrécissement et essayer d'en déterminer la nature.

La radioscopie, à l'aide du repas ou du lavement bismuthé, permet également d'observer d'autres anomalies, telles que dilatation et allongement de l'intestin (rétrécissement ayant entraîné une dilatation, mégacôlon), coudures de causes diverses, et toutes les variations de position sous une influence quelconque. L'examen à l'écran impose notamment le diagnostic dans les grands déplacements du cæcum avec typhlectasie importante, en montrant avec une parfaite netteté les déplacements et la dilatation de l'anse cæco-côlique ; or, ce diagnostic de cæcum mobile est souvent confondu, cliniquement, avec celui de l'appendicite.

Appendicite. — L'appendice est visible à l'écran, un certain nombre d'heures après l'absorption d'un lait de bismuth, au moment où le cæcum, complètement rempli, commence à évacuer son contenu bismuthé dans le côlon ascendant; ce moment varie avec les sujets et, pour le choisir, il faut pratiquer des examens radioscopiques successifs, espacés par exemple de deux en deux heures. Il faut, bien entendu, que l'appendice soit perméable et rempli par le bismuth.

Il ne saurait être question de recourir à la radioscopie pour reconnaître si l'appendice est sain ou malade, s'il existe ou non de l'appendicite chronique. Mais la radioscopie a le grand avantage d'indiquer d'une façon précise si la douleur à la pression est ou non en rapport avec l'appendice; dans certains cas, elle a permis d'éviter de confondre la douleur appendiculaire avec la douleur gastrique, car l'estomac, allongé et dévié, peut atteindre par sa région pylorique le point de Mac Burney.

Valeur de la Radioscopie. — L'étude succincte qui précède montre que si la Radioscopie ne suffit pas à lever toutes les incertitudes de diagnostic des affections gastro-intestinales, elle n'en a pas moins une utilité incontestable dans un grand nombre de cas. Son champ d'action, que les gastro-thérapeuthes allemands considèrent à tort comme très limité, ne saurait être encore fixé; utilisée seulement depuis 1905, les services qu'elle a rendus depuis sont indéniables; en ces dernières années, elle a réalisé de grands progrès et on peut encore attendre beaucoup de ce procédé d'exploration du tube digestif.

S'il n'est pas indispensable de soumettre à un examen radioscopique tous les malades du tube digestif, il importe de ne pas négliger le concours des rayons X dans les cas où les procédés cliniques ne suffisent pas à fixer le diagnostic. La radioscopie doit alors intervenir au même titre que les procédés biologiques ; elle fournit un élément de plus pour le diagnostic et contribue à l'orienter ; elle permet aussi, parfois, de dépister des affections qui, sans elle, pourraient rester ignorées. Mais toujours la clinique doit guider l'examen radioscopique et contribuer à l'interprétation des signes qu'il fournit.

Malgré les procédés nouveaux dont s'est enrichie l'exploration gastro-intestinale, les méthodes cliniques habituelles : inspection, palpation et percussion, conservent toute leur valeur et doivent continuer à occuper le rang qu'elles méritent parmi nos moyens d'investigation. Loin de les délaisser, il faut s'appliquer à en tirer le meilleur parti ; elles rendent dans la pratique journalière des services qu'on ne saurait attendre des procédés compliqués de laboratoire, et — complétées au besoin par la radioscopie — elles révèlent des signes d'une importance capitale pour le diagnostic et le pronostic.

FAITS CLINIQUES

Interprétation de l'Exploration objective d'un « Gros Ventre ».

(D'après Sigaud.)

Voici un *gros ventre au début de son déclin*. Le sujet ne se croit pas malade, l'organisme tout entier semble respirer la santé et la force.

La *palpation* dénote un appareil digestif ample et rénitent. Tout au plus, révèle-t-elle (dans certains cas seulement) une diminution légère de la rénitence, la masse gastro-intestinale se laissant déprimer par la main avec une facilité anormale.

L'observateur qui s'arrêterait alors aux enseignements de la palpation tendrait à conclure à une tension abdominale ultra-suffisante, d'un pronostic très favorable. Mais l'évolution du gros ventre vient démentir ce pronostic et démasquer ces fausses apparences d'exubérance vitale.

Par contre, l'*inspection* nous montre un abdomen dont le volume est variable et dont la forme est influencée par les changements d'attitude. La mensuration dénote une augmentation notable du périmètre abdominal (2, 3,

4, jusqu'à 8 cm.) quand le sujet passe de la position couchée à la station verticale (1). La tension abdominale, qui semblait normale, est donc, en réalité, nettement diminuée ; elle était masquée, à la palpation, par une rénitence encore notable.

Au total, les notions dues au palper – à la période d'état et au début du déclin d'un *gros ventre* — sont nulles ou insuffisantes, parfois même trompeuses. Seule l'Inspection, corroborée par les anamnestiques et par l'examen des autres appareils de l'organisme, permet un juste pronostic et inspire au praticien une hygiène appropriée. Un gros ventre traduit le début de son déclin d'une façon suffisante, en clinique par les variations de forme et de volume qu'entraînent les changements d'attitude du sujet. C'est, par conséquent, l'*inspection* qui est alors le procédé de choix dans l'exploration objective.

Voici maintenant un *gros ventre à la phase de déclin confirmé*, c'est-à-dire dont l'ampleur et la densité ne masquent plus le défaut de vitalité. La *Palpation superficielle* confirme alors les données de l'Inspection : le ventre, en effet, est d'une *dépressibilité* caractéristique et ne laisse à la main qu'une vague impression d'*élasticité ;* c'est, à proprement parler, un *ventre mou*, dépourvu de rénitence et doué d'une faible élasticité. A cette mollesse du ventre vient s'ajouter l'*aspect effondré* révélé par l'*inspection*. — Ce sont là deux signes objectifs précis, qui indiquent l'étape ultime d'une longue série de désordres abdominaux.

(1) Parfois, on observe le contraire : c'est qu'alors, dans la position debout, les muscles abdominaux se contractent énergiquement, formant instinctivement une véritable sangle destinée à retenir une masse viscérale anormalement mobile ; dans le décubitus horizontal, le relâchement des mêmes muscles laisse à cette masse viscérale toute sa liberté et, partant, toute son ampleur.

Interprétation de l'Exploration objective d'un Ventre de volume à peu près invariable.

(D'après Sigaud.)

Voici un ventre à la *période d'état* (c'est-à-dire de compensation) de la maladie, dont la forme, le volume et la consistance restent immuables. Dans la santé comme dans la maladie, la *palpation* superficielle ne donne aucun renseignement et l'*inspection* est tout aussi infructueuse.

Avec la *phase de déclin*, il n'en est plus de même. Longtemps, le volume et la forme du ventre restent encore à peu près invariables. Mais la *palpation* permet d'enregistrer un signe très net ; la *rénitence*, toujours faible chez de pareils ventres, ne subit pas de modification appréciable, seule l'*élasticité* diminue peu à peu : une main exercée perçoit une masse gastro-intestinale qui se laisse aisément déprimer et est lente à se ressaisir, à reprendre sa forme primitive ; on est en présence d'un *ventre mou*. — La palpation prime donc ici les autres modes d'investigation ; elle fournit, à l'aide d'une sensation de moindre élasticité abdominale, la preuve matérielle d'un amoindrissement de la vitalité du tube digestif. La rénitence n'est rien, l'élasticité est tout, quand il s'agit d'estimer la tension abdominale chez un individu de faible corpulence, d'allures vives, d'embonpoint au-dessous de la moyenne.

Ce n'est qu'à la *période terminale* que la masse gastro-intestinale a diminué de volume et que, véritablement flottante dans une cavité trop grande, elle est devenue mobilisable par les changements d'attitude.

Exemples de deux types cliniques différenciés par la Palpation (d'après Sigaud).

Un même signe objectif peut avoir, cliniquement, des significations différentes. Un estomac clapotant ou affaissé, un côlon sténosé et dur, peu différents objectivement suivant les individus, acquièrent une signification spéciale par le moment de leur apparition au cours de la maladie et leur façon d'évoluer dans l'espace et dans le temps. La seule sténose spasmodique du côlon peut correspondre à toute une série de manifestations fonctionnelles essentiellement distinctes : constipation absolue, selles dures et rares, selles molles et abondantes, évacuations multiples, évacuations quotidiennes, évacuations indolores, évacuations douloureuses, etc., etc. Chaque signe objectif doit donc être vu, interprété, à la lumière de la clinique générale. Les deux exemples cliniques suivants, empruntés à Sigaud (de Lyon), permettront de fixer les idées à ce sujet.

I. — Voici un *enfant*, mince, plutôt délicat, dont la digestion n'est parfaite que par intervalles, dont le tube digestif est fragile et impressionnable. La moindre cause : surcharge alimentaire, qualités nocives de l'aliment, irrégularité des repas, absence de sommeil, coup de froid, produit des troubles digestifs légers ; pendant 24 ou 48 heures, l'estomac donne le bruit de clapotage à partir de la 2e ou 3e heure qui suit le repas, le côlon descendant se rétrécit, esquisse une sténose spasmodique, et la fonction intestinale se traduit par des excréments moins abondants et plus secs. Cet état peut devenir plus sérieux et plus prolongé : l'ingestion alimentaire produit la distension gastrique immédiate, avec bruit de clapotage d'abord et flot gastrique loin du repas ;

il y a boudin cæcal et sténose franchement spasmodique du côlon descendant, avec constipation absolue. Fréquemment, le coup de froid détermine l'affaissement digestif : le ventre est pâteux, le côlon est pâteux et l'estomac affaissé sans distension, sans bruit de clapotage, souvent avec un flot très discret.

Cet enfant, devenu *adulte*, présente la même symptomatologie, mais avec des traits plus accentués (par suite de la chronicité de la maladie). A mesure que l'âge augmente ou que les causes pathogènes se multiplient, apparaissent les signes objectifs de l'affaissement gastro-intestinal : le flot coexiste avec le clapotage, s'accentue loin du repas, d'abord présent pendant le jour, mais absent le matin à jeun, puis constamment présent, indiquant l'insuffisance permanente de la fonction gastrique. Le bruit de clapotage et la sensation de flot sont, ici, d'une constatation particulièrement facile, à cause de la paroi stomacale dont la frêle structure favorise leurs conditions pathogéniques. L'examen du côlon montre que l'ampoule cæcale est remplacée par le boudin cæcal, et que la sténose spasmodique du descendant s'est accusée, représentant assez exactement ce que Sigaud a appelé le tuyau de pipe. La constipation est devenue absolue ; en effet, l'état spasmodique aboutit rapidement à l'inhibition des éléments glandulaires et au tarissement des sécrétions : le spasme s'objective par la sténose dure et l'épuisement sécrétoire par la dessiccation des matières fécales. — A une période ultime de la maladie, la tonicité digestive est si affaiblie que le spasme ne peut naître, mais les sécrétions reviennent dans une certaine mesure ; les vagues contractions musculaires et la minime sécrétion glandulaire qui subsistent alors suffisent pour entrenir une pseudo-régularité des selles. A cette dernière période le côlon est sténosé sur tout son trajet, le cæcum a un calibre sensiblement égal à celui du transverse et du descendant; l'estomac ne présente pas de distension, seulement un bruit léger et profond de clapotage, parfois du flot avec ou sans clapotage.

Donc : plus les phénomènes spasmodiques sont intenses, plus le pronostic est favorable; à mesure que la vitalité faiblit, les signes objectifs deviennent plus flous et il survient du côté du côlon une apparence de fonction physiologique.

II. — Voici, maintenant, un individu vigoureux, respirant la santé, gros mangeur, dont le tube digestif peut s'opposer diamétralement au précédent. Il ne présente pas les alternatives de résistance et d'affaissement, qui rendaient très complexe l'examen du ventre dans le cas précédent. Il évolue, au contraire, suivant un processus régulier. Pendant une *première phase*, — phase d'état, dite d'adaptation ou de compensation, — ce tube digestif résistant est de calibre exagéré et possède des parois épaissies; le palper ne saisit alors *aucun signe objectif*, ni au niveau de l'estomac, ni au niveau du côlon; la fonction évacuatrice de l'estomac s'effectue parfaitement grâce à une musculature puissante; les conditions du bruit de clapotage et du flot ne sont donc pas réalisées ; bien qu'il s'agisse d'un gros mangeur, il n'y a pas (contrairement à une opinion longtemps admise) dilatation de l'estomac, il n'y a même pas de distension passagère pendant la digestion se traduisant par une apparition éphémère du bruit de clapotage. De même, le côlon est largement béant et ne forme qu'un relief difficilement saisissable. Donc, pendant cette première phase d'équilibre, les signes objectifs fournis par la palpation de l'estomac et du côlon sont obscurs; partout la main éprouve la même sensation de résistance énergique. A la *2e phase, celle de déclin*, en même temps que l'abdomen diminue de volume, on constate à la palpation, — au fur et à mesure que la maladie progresse —, l'apparition de *signes objectifs :* l'épigastre s'est aplati, peu à peu le bruit de clapotage et la distension gastrique se révèlent avec une netteté suffisante; le côlon descendant se sent en sténose modérée, plutôt molle que spasmodique : le spasme côlique reste toujours modéré et ne va pas, ici, jusqu'au « tuyau de pipe », longtemps le côlon reste un peu gros et un peu empâté; en même temps que ce gros cordon, de relief bien saisissable, mais de consistance plutôt molle, formé par le descendant, on trouve un cæcum et un côlon ascendant formant une grosse ampoule gargouillante. A la *3e phase*, celle de l'effondrement définitif, l'estomac donne le clapotage et le flot, ce dernier d'autant plus franc que l'affaissement gastrique est plus complet; — le côlon descendant et le côlon transverse, dont l'état de sténose demi-dure était caractéristique de la période de déclin, sont en état de sténose dure et variable sous la main ; à la période ultime, ce côlon rappelle celui du cas précédent (I) par l'exiguité de son calibre et l'intensité de son spasme; — le cæcum forme un boudin empâté, souvent de contours très flous.

Ce tube digestif vigoureux réagit admirablement contre les causes pathogènes. Pendant la période d'état, la fonction intestinale est suractive : les contractions péristaltiques sont très vigoureuses, les glandes intestinales sécrètent des liquides en abondance, les selles sont régulières, molles et copieuses; les épisodes diarrhéiques sont fréquents chez les malades de ce type, par suite de la suractivité, de l'état congestif, pléthorique, qui se manifeste également sur le réseau circulatoire, et dont les débâcles abondantes sont la traduction. A la phase de déclin, la suractivité allant en s'atténuant, les évacuations cessent d'être multiples et abondantes, elles deviennent normales comme nombre et comme masse. A la phase d'effondrement, la fonction intestinale persiste, avec cependant des variations dans la régularité, le mode d'évacuation et la nature des selles ; ce n'est que lorsque l'état spasmodique se produit que la diminution concomitante des sécrétions entraîne la constipation.

TABLE DES MATIÈRES

Poitiers. — Imp. G, ROY, 7, rue Victor-Hugo.

www.ingramcontent.com/pod-product-compliance
Ingram Content Group UK Ltd.
Pitfield, Milton Keynes, MK11 3LW, UK
UKHW020131220726
13923UKWH00001B/104